Chasing Life

New Discoveries in the Search for Immortality to Help You Age Less Today

长寿的奥秘

另辟蹊径为您提供一本

预防机能衰退的指导书

Sanjay Gupta
桑贾伊·古普塔 著
叶建敏 孙秉忠译

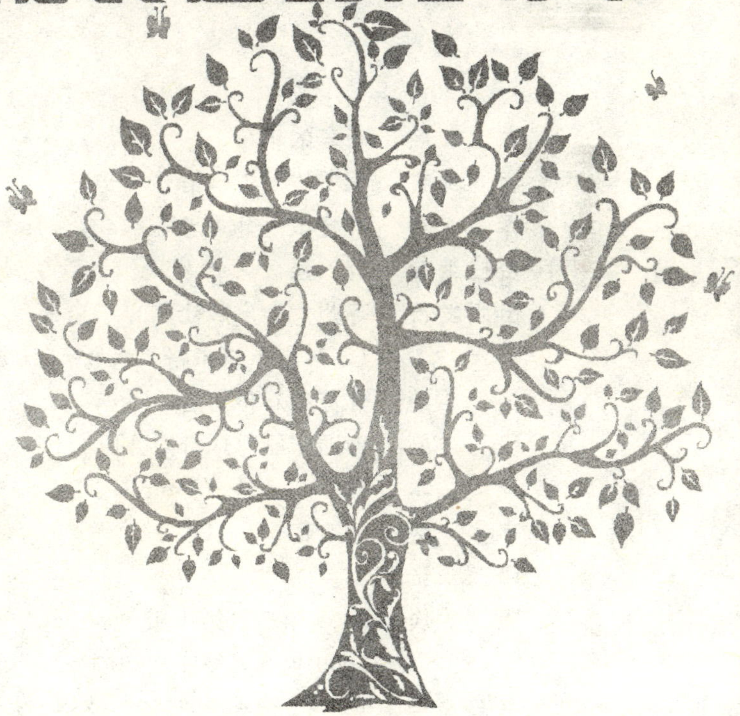

苏州大学出版社
SUZHOU UNIVERSITY PRESS

图书在版编目(CIP)数据

长寿的奥秘/(美)古普塔著;叶建敏,孙秉忠译.—苏州:苏州大学出版社,2009.9
ISBN 978-7-81137-238-0

Ⅰ.长… Ⅱ.①古…②叶…③孙… Ⅲ.长寿—保健—基本知识 Ⅳ.R161.7

中国版本图书馆 CIP 数据核字(2009)第 147400 号

著作合同登记号 图字: 10-2008-343 号

书　　名	**长寿的奥秘**
著　　者	桑贾伊·古普塔
译　　者	叶建敏　孙秉忠
责任编辑	赵　强
出版发行	苏州大学出版社 (苏州市干将东路 200 号　215021)
经　　销	江苏省新华书店
印　　刷	南通印刷总厂有限公司
开　　本	700 mm×1 000 mm　1/16
字　　数	238 千
印　　张	14
版　　次	2009 年 9 月第 1 版 2009 年 9 月第 1 次印刷
书　　号	ISBN 978-7-81137-238-0
定　　价	24.00 元

苏州大学出版社网址　http://www.sudapress.com

Contents
目 录

怎样避免癌症

尽管全球都投入到癌症的研究中，现代医学还是没能真正战胜癌症。不过，医学研究已经找到许多独到的方式来驯服它们。

心脏病和糖尿病

不需要验血或者检查胆固醇，不需要了解生活习惯，甚至也不需要询问家族病史，只要目测一下你的腰围，就能预测出你的健康状况。

列奥那多·亚伯拉罕在风景如画的小镇生活了95年。40多年前，他的妻子过世了，留下他独自居住。他阅读书籍，栽培花木，周游世界。他有着和其他长寿老人相同的特点：乐观向上的性格。

雷·库兹韦尔正努力尝试各种方法以求长命百岁。为了达到这一目标，这位56岁的老人每天都严格遵循着令人难以置信的长寿食物疗法。

每天，我们都会和死神擦肩而过，生命是如此珍贵！

本书为你提供健康建议既重要又客观，它们最终会帮助你改善生活，延长寿命！

鸣　谢

感谢我的妻子瑞贝卡和女儿塞基，是你们给了我时间来撰写这本书。我想对你们说，我在写每一个字的时候，心里都在想着你们。我还要感谢我的父母大人黛姆燕逖和瑟波哈西，以及我的兄弟萨尼尔。我希望我们都能获得不朽的生命。

探索从此开始

法国妇女让娜·卡尔门是世界长寿纪录的创造者。她于 1997 年去世，活了 122 岁 164 天。衰老的症状不易察觉却又显而易见。如果身心保持良好状态，就能享受生活、长命百岁。

在我开始与同事以及多年的朋友探讨时下关于生命不朽的热门话题时，我听到他们在谈论一帮俄罗斯人。这帮俄罗斯人相信他们很幸运地找到了青春之泉。更为确切地说，他们相信自己已研究出了可以获得某种青春永驻的法宝。事实上，在长寿大殿里回荡着的一句话就是：我们正在迅速抵达一个光辉时刻，一个人寿命的唯一极限有可能就是他自己决定终止生命的那一刻。我脑海里舞动着这样一种景象：一个人已120岁了，却依然呈现年轻体态；经过了完美基因的移植，身上好几处器官移植就像换围巾或转换器一样容易。这些俄罗斯人听到我在写《长寿的奥秘》一书，于是开始试着与我接触。当然，他们想要利用我作为记者的这个平台去替他们的工作做些宣传。老实说，起初我是抱着怀疑的态度，认为这件事看起来几乎不值得去探访调查。然而，当我读到越来越多关于医生和患者从中受益的报道时，虽说不上十分着迷，但还是对此产生了兴趣。那儿的医生邀请我去亲眼考察他们所谓的成果，这项成果不仅能延缓衰老，而且能返老还童。我无法抵住诱惑，于是带着印第安纳·琼斯般的冒险意识，立即接受了他们的邀请，动身前往隆冬中的俄罗斯。当我走下飞机，踏进温度为华氏20度的国度时，我若有所思地自言自语道:“行了,我明白了,抗衰老只需到西伯利亚挨冻就行了。”尽管如此,我还是披上了一条厚厚的灰色羊毛围巾,头戴一款无比可笑的带耳扇的帽子,开始了我对健康人生的探寻。

我就在离克里姆林宫不远的高消费商业区会见了亚历山大·泰普里阿辛医生。他在这儿名气很大,这是因为他提供了令人们几乎无法拒绝的东西。泰普里阿辛医生面带微笑地在自己的皮肤下做了一系列简单的针剂注射,就在大约10分钟里展示了他“青春”的秘诀。在他的健康美容水疗吧里,泰普里阿辛医生把其所做的这些注射委婉地称为“疗法”。他向顾客承诺,这种“疗法”不但会使他们看上去很年轻,而且还可修复他们的头发和皮肤,使他们更加精力充沛。不难想到,这儿隐藏着一个小秘密。泰普里阿辛医生所展示的疗法正是目前世界上许多地方尚未得到论证的,也就是说这种疗法是属于违规经营的。

当我带着一月份室外寒冷的空气走进诊所的时候,泰普里阿辛医生热情地迎了上来,并邀我走进他的办公室。办公室里,到处放着咖啡和茶。在他随身翻译的帮助下,我了解到他是怎样一个具有科学头脑、借助眼下极受追捧的疗法去帮助人们的人。他拿出自己写的文章给我看,并告诉我,他在全欧洲已经名声鹊起。然而,他显得有点局促不安。他很专注地看了我几秒,也许是因为觉得这样一言不发地盯着我反倒是件很舒服的事吧,也可能是因为那两位身着黑衣的俄罗斯彪形保安僵硬地坐在办公室后面的缘故。

泰普里阿辛医生镇定地看着我,声称他的疗法是安全可靠的,对此我无需置疑。这还不够,他竟然还挥舞着手,极力地想表示他是能够确保疗效万无一失的。他对自己的疗法如此地有把握,甚至于还在自己身上进行注射，以示自己并非口出狂言。他一边说着一边卷起袖管，仅用一次比量血压还短的时间完成了注射。注入皮下的药剂给予了他年轻的面容，并且降低了他的胆固醇指标。他拍着脸，用手指捋着头发，接着又说道，注射疗法还可以获得其他好处，例如头发更加乌黑发亮、肌肤更富弹性润泽、身体也更具活力。由于我以前未曾见过泰普里阿辛医生，因此我难以看出他从自己的疗法中到底受益了多少，但是我怀疑那个时刻他看上去是否比任何时候都更显得意。是的，他那副得意劲就像找到了过去一千年里冒险家们梦寐以求的宝贝。

当我注视着泰普里阿辛医生前后晃动着一个小药瓶时，他蹦出足以让房里所有人都听得见的一个词：干细胞。是的，虽然政府部门已经公开取缔，泰普里阿辛医生就在官方的眼皮底下经营着干细胞疗法。事实上，他经营着莫斯科最有名气的干细胞诊所。这个诊所甚至还在因特网上推出了广告，吹嘘说他的客户近的来自克罗地亚，远的来自巴黎。作为来自世界科学之都——美国的我，可悲地感到落伍了。在美国，我们仍然只是在谈论干细胞治疗的可能性。而在俄罗斯，由于流产率比婴儿出生率高一倍，因此，胎儿以及胎儿的干细胞供应充足，从而促使干细胞疗法越来越被广泛使用。

干细胞疗法已成为莫斯科内幕新闻的加工厂和地下社会谈资的一部分。关于莫斯科某某名人已经体验了这种疗法的谣言到处散布。制药业亿万富翁佛拉迪米尔·布赖恩特萨洛夫曾向媒体吹嘘，由于使用了干细胞注射疗法，他曾经满是痘痕的肌肤现在如婴儿般光滑。当乌克兰领导人维克多·尤先科曾经光洁的肌肤在2004年竞选总统时突然变得粗糙无光泽的时候，莫斯科到处谣传着仪表堂堂的维克多俊容尽失的原因是因为采用干细胞治疗失败。我们后来得知，其实他是因二恶英中毒而导致脸上长出了痘疤。

当我畅游莫斯科，参观许多不同的实验室以及“美容诊所”时，我意识到许多俄罗斯当地的名人真的相信他们已经发现了惊人的东西，以至于监管诊所的监督部门要加强法律，对此重新审视。尽管这些行业的存在已普遍为人所知，用于整容的干细胞治疗在俄罗斯官方看来还是不合法的。你不会从因特网上了解这一点，但是，你能在俄语网站上发现他们提供这种疗法。新闻报道说在俄罗斯首府，就有多达 50 家干细胞诊所。毫无疑问，这些诊所的多数业主更喜欢低调处事，不愿多说。而泰普里阿辛医生却是个例外。

我们会见时，泰普里阿辛医生很自豪地带我参观他的诊所，并描述了整个过程：病人经过一组测试后，局部注射麻醉剂，然后开始手术。手术时会从病人腹部或大腿处抽取 5 克或更多的脂肪组织，技术人员将脂肪细胞放于小药水瓶中，这些细胞会浸在溶剂中，并在离心机中旋转碎脂。宝贵的干细胞就从那里被提取出来，然后存放于特殊的生长培养基内，等待繁殖。在人体的许多不同部位都存有干细胞，包括你的骨髓，甚至你的脂肪。一旦细胞成倍繁殖到一定数量，一瓶瓶干细胞就被保存在液态氢容器中，使细胞处于休眠状态以备皮下注射之用。这带来极其关键的一点：由于接受干细胞疗法的人利用的是自己的细胞，这就避免从胚胎细胞进行注射所带来的风险。

泰普里阿辛医生说他的客户花的钱是物有所值。泰普里阿辛医生认为干细胞疗法不但使接受注射的人呈年轻态，而且还使人们延年益寿，扭转因压力、饮食不良、X 线的辐射，以及病毒侵袭等给健康带来的影响。总而言之,这些防衰老疗法有助你活得更长久。在泰普里阿辛医生看来,你能吃干酪汉堡包、在海滩上沐浴阳光而不采取防晒保护,这是因为人们可以利用自己的干细胞来重建和重新激活受损细胞。

泰普里阿辛医生告诉我说:“他们已习惯于过舒适生活,所以他们不想变老,他们想保持年轻。因此可以说我们从事的是一项日常程序,并且做起来也很容易。”泰普里阿辛医生是一位追求生命永恒的现代探索者,他相信自己已获得了极大成功。事实是,我们不会知道几十年以后还能获得多少成绩,但是试图阻止衰老、永葆青春并不是什么新鲜事。几百年来,科学家、炼金术士、医生、探索者及其他人发明或研制出能恢复青春活力的药剂;或者开发出能延年益寿的秘方。这些所谓的预防衰老的配方,包括一些在当地保健品商店找不到的物品:狗睾丸、马驹心脏和处女的呼吸。历史上早已充斥着各种奇异的长生不老药,虚假地声称能永葆青春。

胡安·庞斯·德里昂踏上寻找青春源泉的路程,却在1513年偶然发现了弗罗里达。古希伯来和印度传说中也谈及某种神奇的水能赋予不朽的生命。两千多年前,中国皇帝们认为最重要的事莫过于派人到海上远征,去追寻不朽之术。他们不再寻找赋予永恒生命之水,而要寻找东海岛屿,认为岛屿上住着长生不老之人。在古希腊,人们相信在世界遥远的地方住着“极北乐土之民”,这是一个从不生病、寿命高达1000岁的民族。

后来,科学家前往苏联境内偏远的高加索地区,试图探寻关于高加索人长寿的报道。苏联科学家声称俄罗斯人已经生活了145岁。巴基斯坦喀拉昆仑山脉和北部安第斯居民也获得了长寿的美名。以上三个例子中，神秘的长寿传奇记载得更多的是贫穷而不是令人羡慕的健康。

尽管人类对此作了很多努力，我们在寿命问题上到现在为止还没有一个人能超越由法国妇女让娜·卡尔门保持的长寿纪录。她于1997年去世，活了122岁164天。她的岁数是眼下有确切生卒记录的最长寿命。我们当中哪怕是身体最棒的人也要变老。杰克·拉·拉纳九十多岁仍然在游泳，但是尽管他一生都致力于锻炼身体和健康生活，他还是没有逃脱衰老的进程。

为了一同开始对长命百岁的追逐，在我还没有开出防衰老秘方之前，有必要在这里提出几点：首先，衰老就其本身而言，是一个包括心脏病、癌症、糖尿病、老年痴呆症、帕金森症以及许多其他病症在内的种种病痛和不适的主要祸因。而且据官方认定，自1951年以来，美国已没有人真正死于年老，也就从1951年开始，州和联邦机构更新了导致死亡诱因的标准。“年老”一词在那一年从原标准单上漏掉了。尽管这是个誊抄笔误，但衰老仍然是一个导致人体生理机能丧失的过程——从细胞水平到器官再到人体各个系统——一直到易患心脏病、中风和癌症。这三大疾病是导致美国老年人死亡的主要原因。

在许多方面，描述衰老要比定义衰老容易得多。衰老的症状既是不易察觉的，又是显而易见的。我们变得看不清，听不明，头发变白，皮肤出现皱纹，反应变迟钝，思维不再敏捷，肌肉也变得更加无力，身上的骨骼变得更为脆弱，肺活量在逐渐减退。这些显然都是衰老的迹象。然而，看着某个人成长非常像看着草逐渐生长一样。如果你每天看其变化，你可能会失望的。衰老是一个缓慢的过程，就像嘀嗒嘀嗒的时钟，让我们到来年才猛然察觉已变得更老了一些。

显然,我们并不以相同的速度变老。我们每个人的生命之钟都以不同的速度嘀嗒延续着。一个人可以在 80 岁时还充满活力,而另一个人也许卧床不起。甚至就同一个人,其变化的速度也是不同的。有人也许脑子很敏捷,但身患心脏病。有人也许眼睛不好,但是肺部很健康。如果我们足够幸运地活到年老,那么和我们的同龄人相比,我们将是部分器官强壮而另一些器官虚弱的有机体。

我们应提出一个问题——这也是我在本书中要探究的问题。这个问题就是:有什么方法可以阻止我们比实际年龄衰老得更快呢?毕竟,我们人类相对来说是幸运的。最长寿的狮子只能活到 30 岁。猴子能活到 50 岁。老鹰能活到 80 岁。只有乌龟似乎可以在寿命上打败人类,它们最长大约可活到 150 岁。

不过,并不是所有生物都遭受衰老痛苦。短吻鳄、加拉帕戈斯海龟、鲨鱼、鲟鱼以及龙虾,一生都在不断生长,因衰老而引起功能丧失的现象并不明显。据报道,50 岁的龙虾其虾钳的抓闭速度,快捷得如同壮年时一样。

另一重要之点,我们大多数人不会选择仅仅是为了活得更长久而活着。如果生活在地球上的多余时间缺乏生命质量的话,我们是不会想到要去延长生命的。我们想长命百岁,但我们还想要活得心脑健全,至少身体机能基本正常。如果让我们来选择的话,我们大多数人当然会选择像白炽灯泡一样,灿烂地发光直至灯熄灭的一霎那。我们想要活得长寿而死得迅速。如果我们一生中绝大部分时间身体棒得像青少年一样,那是最理想的。想想看,如果我们一直保持如 11 岁时的身体素质,因为这个年龄的身体愈合能力是最佳的,我们就能活到大约 1200 岁。

目前,我们大多数人都在20岁至30岁之间达到人体机能的最佳时期,然后开始逐渐走向衰退。到了70岁,我们已丧失了40%的最大肺活量,肌肉和骨骼也已经退化,体内脂肪增加,视听能力也已经衰退。我们也许想追逐生命,活得更长寿,但不希望以心智和身体机能的衰退为代价。

说到延长生命,在上一个世纪里确实取得了一些了不起的成绩。在1900年,美国人的平均寿命是47.3岁,人均寿命之所以很低是因为婴儿死亡率极高。那时,美国的三大致死诱因是肺炎和流感、肺结核、以及痢疾和肠炎。

事实上,当法兰克林·德拉诺·罗斯福在1935年签订社保法案的时候,工人们如果能活到退休年龄,就会被认为是幸运的了。当联邦政府削减佛蒙特州卢德洛市的伊田·梅·福勒第一个月的社保金时,当时的平均寿命是64岁。当然,如果你幸运地活到65岁,并且躲过了早期一些死亡因素侵袭的话,你很可能会再活12.7岁。伊田·梅·福勒让包括罗斯福总统在内的所有人都瞠目结舌。她活到了100岁,而罗斯福只活到了63岁。

到了20世纪末,美国人均寿命已提升到了76.9岁,这个数字还在继续上升着。在写这本书时,美国女性的平均寿命已达80.4岁,男性则是75.2岁。

20世纪,公共健康措施的健全,比如确保饮用水的洁净,以及医疗发展,比如抗生素的发明,帮助了更多的儿童存活到成年。现在,科学面临的挑战是如何帮助人类一直生活在黄金岁月里。这一挑战就是要帮助我们延年益寿,并让我们从中享受生命的乐趣。

医疗和公共卫生方面的发展已经改变了我们对衰老的认识。我们对寿命的期待已经提高了。技术使我们对未来的各种可能产生了信心。现在，我们不仅期待能活到70岁或更高，而且还想在70岁以后的岁月中仍能保持生理和心理的活力。我们想让自己的60岁和70岁成为一个新的人生阶段的开始，而不是人生的终结。令人高兴的是，我们现在已取得了重大的科研成果，可以去做许多事情，以改善生命的质量并延长寿命，并且，未来我们还将享受到由更多的科技进步所带来的种种好处。

许多研究人体衰老的专家更喜欢使用他们所称呼的“健康长寿”而非“人寿”这个词。他们也爱用“充满活力的寿辰”这个术语，旨希望我们在没有慢性功能性受损的情况下，充满活力地生活着。

本书意在帮助你保持生命的活力。有许多充满矛盾的信息摆在那儿，对此我将为你进行筛选并提取其中的精华，向你展示你现在就能做出的选择，以增进你的健康，延长你的寿命。我们每天都在做出影响我们生活的决定，这些决定的总数相当于决定你寿命的各种因素的70%。单凭这个事实就能促使你开始做出让你延年益寿的改变。而且，作为年轻人，你做出的许多选择能对未来产生持久的作用。即使你已80岁，追逐更长寿、更健康的生命也不会太迟。在本书各章节中，我会澄清一些误区，也会谈及全世界仍处于实验阶段的一些前沿科学，例如干细胞、端粒、纳米技术以及其他一些已被某些人称之为打开“实效性长寿”通道的研究。我不会向你做出任何虚假承诺，但是你会吃惊地看到自己今天为追逐生命而做出的小小改变却能收到了不起的成效。本书将探究长寿的研究方向以及你现在基于最新研究所能做的事情。我们究竟能在多大程度上改变预期寿命呢？对于这个问题的简短回答就是:很多。

在开展研究和撰写本书时,我已经发现了一些东西。正是这些东西改变了我自己的人生。比如,吃得好毫无疑问是重要的,但是,少吃实际上能让你多活几年。所有的书都会告诉你要去锻炼,但必须选择恰当的运动形式,包括上半身力量训练(不,不是每天在班霸健身器材上训练60分钟),这种上半身力量训练从长远来看是极其有益的。态度带来巨大改变。仅只乐观行事这一点就能起效,同样每天将一部分宝贵时间花在减少压力的训练上也能有助于延年益寿。我会引导你如何去做这些训练。除了社交和保持爱好以外,夜晚得到足够的睡眠,白天挑战大脑,都是延长健康寿命的钥匙。我会向你详细介绍每一把钥匙以及获得这些钥匙的最佳方法。

许多介绍健康之道的书籍都关注于单一领域。它们也许会告诉你如何保持脑部健康,或如何保持最佳的健康状态,如何减压,如何增强睡眠。这些书中有些是很好的,但是常识告诉我们,我们需要在饮食与生活方式之间找到一个平衡点。在这本书中,我会努力做到这一点。我会努力用这本书为你在这纷乱之中指点迷津。

有些建议可能令你吃惊。比如,身体健康可能对你以后的认知能力产生深刻的影响,而你的心理状态可能对你的身体健康带来重大而长远影响。如许多专家推荐服用大量营养品,但这也许对长寿没有一点用处。低热量的饮食可以触发细胞活动,这种活动又带来连锁反应,最终让你走向长寿。运动量的大小和进行哪些活动,对你的健康能产生不同的影响。吃黑巧克力、含有辛辣姜粉的菜肴以及喝红葡萄酒、绿茶甚至咖啡都能让你更健康长寿,记忆力更强。

科学领域中的许多专家都在思考改变人类寿命的方法。他们期望着对人类衰老这一问题的认识能取得巨大的进步,并梦想找到抗衰老的方法。在他们大胆创新的科学世界里,我们未来将像换掉车上的坏损的刹车一样换掉人体里的坏损器官;特殊的酶或基因疗法将激活我们的细胞;极微小的马胃蝇在我们体内循环以便对我们未来的健康隐患作出警告,这样我们就能及早医治疾病。研究者们预测干细胞总有一天会阻止那些退行性疾病(老年痴呆症和帕金森症)的发生。这些治疗上的进步能够改变我们现在所认为的人类寿命,使人类寿命再延长几十年甚至更久。瑞·库日维尔是一位未来学家和发明家。他认为科学进步如此迅速,只要我们再努力几十年,就可以使我们将来能够永远活下去。

尽管发达国家或地区的实验室里推出了一个又一个新成果,使得我们这些想要延年益寿的人可以利用眼下最好的信息作为指导方针,然而迄今为止还没有出现神奇的灵丹妙药。当然,有了信息并不保证我们一定长寿。生活洁净简朴的人会死于癌症,而有些人多年来一直忽略医嘱,却能健康地活到老。有报道说,让娜·卡尔门一直到117岁才戒烟。

然而,我们无从确定我们的寿命是否会与自己父母的寿命一样长。尽管基因在人类的寿命中的确起到了一定的作用,但研究表明,人类DNA的影响只有30%,而70%在于我们自己。有几条简单规则我们是早已知道的,即使我们会不时地忘记这些规则。这本书中没有什么东西是重要的,除非你和我约定采纳现今最好的保健措施。我们该吃什么?吃多少?住哪儿?怎样生活?我们要不要抽烟?要不要系安全带?能骑摩托车吗?需要锻炼吗?生活方式的确能影响我们的健康。美国有一半以上的抽烟者最终机能丧失和早亡。即使如此,美国吸烟的人数仍然令人震惊，高达 4 650 万人。

没有任何东西能阻止我们变老，但是，我们可以采取很多措施，使我们能够活得更久、更健康。为了写这本书，我已翻阅了抗衰老医学领域里的大量文献。我会尽力去从那些充满矛盾的信息中，挑选并告诉你现在所能做的以及将来你能得到什么样的治疗，从而使你老而弥坚、老当益壮。

通过研究我们周边发达国家，我们发现选择正确的生活方式有助于延长寿命。包括日本、英国、法国以及瑞典在内的二十多个发达国家的人均寿命都比美国高。那些发达国家里的许多人已经了解到当机体变老时会有一些奇怪的事情发生。当衰老的过程持续时，与年龄有关的疾病的发生率就开始缓慢下来。癌症、骨质疏松、老年痴呆症的发生率愈加减少。人们似乎意识到，如果我们的身心能够保持长久的良好状态，我们就能充分地享受生活、活得更长寿，甚至长生不老。这正是我们追逐生命的最终结果。我的目标就是帮你活得长寿，免受疾病之苦，享受身心健康的生活。

你不需要给自己注射干细胞，你也不需要跑到零度以下的俄罗斯去获得你想要的那种长生不老——我已经替你做了这一切。事实上，我跑遍全世界，将给你讲述关于成功、坚持不懈以及生活美好、传统和洁净的各种故事。无论我们去哪儿，都会发现有一样东西是人类共同关注的——我们都在追逐健康人生。

下一个停靠站：日本的冲绳岛。我们将在那里学会活到 100 岁。

怎样活到100岁

日本的奥岛宇志已有103岁了，总能在繁忙的农市上看到她。冲绳岛上居民的长寿奥秘在哪里呢？

奥岛宇志(Ushi Okushima)在日本冲绳岛繁忙的农市上从来没有缺席过,你总能在那看到她在出售贴有小岛商标的小绿橘。奥岛宇志很受游客的欢迎,因为游客常常给她拍照,并与这位友好的水果贩握手。有时他们要求摸一下她雪白的头发。奥岛宇志在来小岛的游客中引起如此轰动是因为她的年纪。她已经103岁了。就多数长寿标准来看,那当然已是了不起了,但是在冲绳岛人看来却并不稀奇。居住在由160个小岛组成的冲绳岛上的居民比地球上其他任何一个地方的人更可能活到百岁。日本本身就是一个令人自豪的世上平均寿命最长的国家之一,而冲绳岛人的长寿更突出。

首先,心脏病、中风和癌症在冲绳岛发生的概率比世上任何地方都低。在这儿前列腺癌是不多见的,乳腺癌更是罕见,大多数妇女甚至不需要做乳房X线检查。你不需要用高级、精密的医学仪器便能证实许多像奥岛宇志那样的冲绳岛人在生理和心理上一直充满活力,并且能够生活自立,一直活到很老。而在这个相同年龄阶段,极为糟糕的健康问题却不断地烦扰着美国和世界其他地方的人。冲绳岛位于日本本州岛和中国台湾之间。据2005年的统计,岛上130万人口中有699位是百岁老人，或者说，每10万人口中就有51位长寿者。与之相比，在美国，每10万人口中只有10位百岁老人。

因此，几十年来冲绳岛一直成为衰老研究的热点地区也就不足为奇了。科学家已经抽取冲绳岛人的血液，测量他们的心率和血压，观察他们的饮食结构和社会交往，全面地采访他们，了解他们的生活和人生哲学——所有这一切工作旨在了解究竟是什么原因使这些岛民长久地保持那么好的健康状态。当然，问题是，他们是否具有注定长寿的遗传基因，或是因为他们拥有也可让我们大家受益的生活方式。简言之，我们可否像冲绳岛人那样活得更长久呢？

回答第一个问题：冲绳岛人有“长寿基因”吗？答案似乎是否定的。理由很简单，那些离开家乡迁居住在冲绳岛的人一旦接受当地的生活方式，他们的寿命就和土著居民一样了。这意味着冲绳岛人之所以长寿是基于他们的生活方式而不是某种基因在抵抗岁月的沧桑。这也意味着我们能够从他们身上学到一两样东西。那么，他们是如何生活的呢？

嗯，这着实让我大吃一惊，因为冲绳岛人并不享受生活。事实上，“退休”这个词甚至没有出现在冲绳岛人传统的方言中。他们早年就开始辛勤工作，从不停止干活。在为写这本书而做的研究中，有人向我谈及冲绳岛上的一位渔民。这位渔民已经有90多岁了，却仍然每天从船上潜水去捕海胆。家人求他不要干了，但他就是不听。不过，作为妥协，他最终同意把电话号码留在船上，以防哪天他潜水时再也回不到小帆船上。当有人问冲绳岛人奥岛宇志长寿的秘密时，她说她过的是一种勤劳而非安逸的生活。

她说：“我们要在田里干很长时间的活。我们自己种菜，吃的也是自己田里种的。我们从不把钱花在多余的食物上。这就是为什么我认为我活得那么健康的原因。”奥岛宇志绝不是仅有的一个事例。冲绳岛上的百岁老人们似乎有一个共同点，那就是辛劳而有目的地工作。渔民、花匠以及干其他工作的人都要不停地干到 80 多岁、90 多岁或更高的年龄。

奥岛宇志经常和她 76 岁的男友在市场上约会。她还忠告那些想复制她延年益寿方法的人：“找一个年轻小伙。越年轻越好。”我想她是在开玩笑，但是联想到她的长寿，我会仔细倾听她说的每一句话。以上这些足以说明，奥岛宇志和其他冲绳岛人不仅工作勤劳而且一生都保持着传统的、积极的生活方式。他们是在不停地走动和从事园艺工作中长大成人的。许多人还练武术和表演传统民间舞蹈。因此，长寿看起来更多在于活动，不一定要通过体育锻炼，而是要持之以恒地活动。这一点至少对冲绳岛人来说是这样的。

冲绳岛人的饮食，至少是老人的饮食，自 17 世纪以来，几乎没有改变。膳食中富含水果、蔬菜和未加工过的碳水化合物。主食包括汤、豆制品和糙米。一周吃几次鱼，以及极少量的奶制品、脂肪、肉或糖。传统的冲绳岛人的膳食中每天的热量平均比美国的膳食要低 500 卡。尽管冲绳岛人所摄取的热量不多，但他们实际上吃得很多。那是因为冲绳岛人的传统食品热量少、水分多。美国人的膳食更富含热量但水分少。我们喜欢吃的脂肪和糖每克含有的热量更多。我们最喜爱的三种东西——汉堡、比萨饼以及三明治都是压缩的热量炸弹。

也许同样重要的是，冲绳岛人还有一个传统，就是饭桌上从不吃饱。这在他们的传统中叫“八分饱（hara hachi bu）”。我喜欢这个词。别人也知道，我和太太出去吃饭时会私下大声地迸出这几个字，意思是吃八成饱就行了。从神经学角度来说，这很有道理。那个负责发送饱食信号的大脑部分常常会耽搁几分钟才发出信息。所以，吃得慢一点有助于我们调节好我们消耗的热量。如果你在吃饭时不是一口接一口地连着吃，而是有几分钟的间隔，那么即使你十分钟前还很饿，你现在也会感到非常饱。膳食也许不是让冲绳岛人长寿的唯一答案，他们还拥有着深厚的社会纽带关系。

冲绳岛人相信，帮助邻居是一种将来可以得到回报的做法。这也许可以说明被研究的冲绳岛人为什么精神压力更小（我会在第八章谈压力、生活方式以及人生哲学）。

令人感到悲哀的是，冲绳岛人的健康也许在消退。西方饮食和生活方式正悄然渗入他们的日常生活。这主要归因于来自该岛上阵容强大的美国驻扎部队的影响。当地数万年轻的冲绳岛人已接受了美国军人吃比萨饼、汉堡和炸鸡的习惯。事实上，冲绳岛人现在是日本最胖的人，如果按人口来算的话，那儿拥有日本最多的汉堡店。总而言之，他们的膳食习惯正日趋美国化。我很有把握地推测，他们原先奇妙的长寿趋势将开始朝着错误的方向发展；他们的寿命也将开始下降到与住在北美的肥胖朋友的寿命差不多。

多余的脂肪在毁灭我们

美国的膳食习惯使我想到了在一家自助餐厅里两位排队顾客之间的一段对话。第一位说：“这里的菜一点都不好。”另一位补充说：“是啊，而且量也少得很。”我们现在吃得太多，而且我们所吃的食品不好，至少从营养角度来说不好。

那我们就来看看我们现在所吃的数量吧。根据美国农业部提供的最新数据，每日的食品消费从 1970 年至 2003 年已增加 16%。热量从 2 234卡增加至 2 757 卡。这就是说，每天增加的热量是 523 卡，其中的 216 卡来自脂肪和油脂。事实上，根据美国膳食协会统计，在这 30 年里，脂肪和油脂的消耗已使动脉阻塞增加了 63%。无怪乎，我们整个社会都在发福了。

如果你想通过锻炼去掉在这 30 年里每天膳食中额外多出来的热量的话，这可是要花上一定时间的。如果你现有体重 200 磅，你得走大约 1 小时 40 分钟来燃烧掉 523 卡的多余热量。如果你喜欢慢跑，那么要跑上 32 分钟，并以每 10 分钟 1 英里的速度跑步。记住，我说的不是消耗一天摄入的所有热量（甚至连 25% 也不到），我说的只是自 1970 年以来平均每天摄入的多余的 523 卡热量。如果你体重达 150 磅的话，去掉这些多余热量更是一个令人气馁的建议。你需要走上 2 小时 13 分钟或同样以每 10 分钟 1 英里的速度慢跑 43 分钟。这些数字清楚地显示，吃得少要比通过锻炼消耗你摄入的热量容易得多。我们所摄入的尚未消耗的热量将积聚在身体里变成脂肪。这里有一个无情的数字公式：摄取更多的热卡 + 被消耗的同等的热卡 = 更多的脂肪。当我们的祖先还是狩猎采集者时，这还是合情合理的。既然现在世界上食品如此唾手可得，我们贮藏脂肪的进化策略就是一种不幸。

我们摄入的所有热量加上我们久坐的生活习惯，已经成为美国人肥胖率高的最主要原因。大约 65% 的美国人——即 1.75 亿人现在属于超重或者是肥胖。许多其他的发达国家在肥胖问题上也出现了类似的上升情况。在全球范围内，大约有 10 亿人超重，至少有 3 亿人属于肥胖者。

日趋上升

美国国家健康与营养监测局发现，美国成人超重或肥胖的比率已从1988年至1994年期间的55.9%上升到1999年至2002年期间的65.2%。试想一下：几乎有三分之二的美国人已达到超重或肥胖的标准。腰围的不断扩大已增加了心脏病、糖尿病和其他身体隐患的发病率。

宾夕法尼亚州立大学的芭芭拉·罗斯医生对有关食物摄入的心理和生理控制能力的研究很感兴趣。她的目标是要搞清楚我们为什么会吃那么多。首先，她认为没有什么比过度饮食更容易的了。同时，锻炼的机会日益减少。罗斯医生和该领域其他研究员认为，日益增大的饭量是主要元凶。我们在外面吃饭的情况已日益增多。每一次饭局都有理由，从忙碌的计划到加长的班车次数，到双职工家庭成员的增多，在餐厅吃饭通常意味着要比在家吃饭摄入更多的脂肪、饱和脂肪酸和更少的纤维、微量营养元素。在快餐店吃饭你会吃得超多，饭菜不仅档次低，而且都是大份的。快餐厅还不是你能发现食物超多的唯一地方。正如罗斯医生刊登在《今日营养》上的论文所提到的，我们会定上半磅的松饼，1磅的牛排，外加相当于2磅面条的意大利面食。在大多数影院售出的“中份”爆米花有16杯——高达1000卡热量。罗斯认为，甚至在家里，我们食量也变大了。

罗斯相信，大份食品意味着体型更大的人群，至少在美国情况是这样。因为，在美国我们偏爱吃罗斯所指的高能量食物。记住，高能量意味着每克食物中含有大量的热量。前面我曾提到,冲绳岛人消耗更多的食物。但是水果和蔬菜富含水分,不是高热量。水果和蔬菜也含有大量的我们人体所需的维他命和营养素。

罗斯认为我们不必把西方的食物扔出窗外。她说,不熟悉的食物通常是不怎么称意的,因此倡议人们接受全新的饮食并不是一个好办法。相反地,她认为人们应该尝试着吃点小份额的他们喜欢的食物,并且确保那些食物热量较小。这意味着少吃汉堡,多吃生菜和西红柿。

罗斯已经就这个课题写了两本书,向读者提供体验一个好得令人难以相信的机会:既多吃又减肥。她撰写的《体积与重量——控制计划》一书的封面上就是一个 1/4 的干酪汉堡包加上一大碗汤的图案。这两样东西之间有相等的符号。这信息告诉我们要选择富含水分的食物,那会让你食量增加,而同时热量却降低了。你一方面在吃更多的食物,而另一方面又摄入更少的热量。

罗斯说,假如你的食量降低 25%,并且你吃的食物的热量降低 25%,你一天就会少摄入 800 卡热量。这个数字可不小啊。其他研究员已经建议,我们只要一天消耗 100 卡热量就能避免肥胖。如果你每天多摄入 10 卡热量——只是你消耗不了那 10 卡热量——那么一年中你就会增加 1 磅。如果继续这样下去的话,到你四十岁的时候,你会比大学毕业时那天的体重增加 20 磅。增加 10 卡没有什么难的,一大汤勺的番茄酱就可以产生 10 多卡热量。记住,与 30 年前比,美国人现在每天多摄入了 500 卡热量。当然,有可能摄入得更多。有些人因热量太多而变得很肥胖,因此,不得不采用极度的饥饿法来瘦身。

至于人们是否会借鉴冲绳岛人的饮食习惯或在饭桌上只吃八成饱

这一问题,罗斯持怀疑态度。

她问道:“人们怎么知道八成饱呢? 大多数人并不知道他们已经是140%的饱了。”

重申一下,不是我们的身体不向我们发出已经吃饱的信号,它们实际上是发送了。信号通过神经和化学信使传递。来自胃肠道上段的信号是基于我们的肠有多胀以及我们所摄入的营养物质的量。信号早已发出,只是我们极容易忽视它们。

研究已表明人们在抵御眼前的美食时有多么的无助。一次研究中,23个体重正常和超重的受试者汇聚在一起,进行了两个周期的调查,每个周期为11天,两个周期之间又间隔两周时间。在第一个周期内,受试者接受正常的食物份额。在第二个周期里,份额量增加50%。这也许不会有惊奇出现,但是给得越多,参加者吃得就越多。平均每人多摄入16%的热量,即11天里额外增加了4 500卡。如果不增加锻炼,这些人真会在一周半时间内长出1磅的脂肪——这只是因为食量比原来大一些的缘故。

即使一开始就提供给受试者较大份额的话,他们也会吃得更多。根据罗斯的研究得出,让人们少吃的唯一办法是给他们的食物很少。在一个许多餐饮商家以提供“更大、更多”为竞争手段的社会,对于人们的健康而言,这可并不是什么好消息。

专门研究记忆缺失患者的专家向我们提出了对这一现象的看法,认为人的身体在向脑部发出不需要更多食物的警告时,表现出的能力是相当糟糕的,也就是说,我们对超量饱食显得非常软弱无能。

在医学文献中算得上典型的记忆缺失患者应该是一个被人们叫做

H. M. 的男子。1953 年,外科医生为了缓解他严重的羊癫疯摘除了他额头皮层中的一小部分,其中包括大部分海马。手术获得了预期的效果。癫痫病得到了有效的治疗,但是出现了未曾预料的严重的副作用。H. M. 无法再形成任何新的记忆,这就叫做进行性记忆缺失症。研究结果表明脑部像马蹄状的海马是形成新记忆的关键。过去的记忆是完整无缺的,但是 H. M. 生活在了永久的过去。当然,手术永远地改变了 H. M. 的生活。他几分钟后就会忘记一张脸,而且每次听说他母亲已过世时,他就会哭。据报道,他每天早晨都要去见医生。一次,一顿饭才吃完几分钟,他又开始吃第二次了,他脑部没有记下已饱食的信息。

宾夕法尼亚大学的心理学家保罗·露辛和她的同事决定要搞明白记忆对食欲有多重要。他们做了一个实验,受试者是另外两个与 H. M. 患相同的记忆缺失症的患者。专家将饭菜放在这两个人面前,并说道:“这些是你们的午餐。”他们在《心理科学》杂志上报道了接下来所发生的事:“两位患者(每人都出现三次这种情况)在第一顿午餐结束不到 10 分至 30 分的时候接着吃第二顿午餐,并且通常在第二顿吃完的 10 分钟至 30 分钟又开始吃第三顿。”他们的发现表明,在现实生活中,记忆在我们饥饱方面起着重要的作用。从另一角度看,这些研究结果表明我们的身体在脑部发出饱足信息的传递能力方面表现得相当糟糕。或者可以反过来说,也许我们的脑部听取信息的能力很差。

每天面对着瑞典式自助餐,我们似乎无法表现出冲绳岛老人的那种自我约束,做到只吃八成饱。和传统的冲绳岛人不同,我们真的是摄入了太多的卡路里,却获得了更少的营养元素。

你可能已听说早餐是一天中最重要的一餐。吃好早餐不仅仅能获得营养。这里有一个小贴士，我现在几乎每天都拿它来提醒自己：一天中要减少摄入总热量的一个办法就是吃一顿丰盛的早餐。研究表明，一天中早些时候摄入更多的总热量似乎会减少所摄取的总热量。反过来说，晚些时候摄入更多的热量与所摄入的总热量超标具有相关性。一天中早些时候摄入热量似乎要比晚些时候的摄入更满足我们的胃口。

当然，许多美国人整天都在摄取卡路里。这是一种叫做“吃零食”的全民休闲，并且美国人比以往任何时候都吃得厉害。每天小吃的平均数量为1.6次，自20世纪70年代以来上升了几乎50%。不仅如此，我们所吃的小吃含有更多的卡路里。这里给大家提个建议：不要受到上班地方自助售货机的诱惑，自己从家中带点水果，装入小的饭盒，搁在办公室或工作间。这样的话，当你感觉想吃点什么的时候，你至少能吃上一些有营养的东西。但实际上我们常常做不到这些。

人体所需要素

即使我们比以往任何时候都在摄入更多的卡路里，但我们却日益丧失有利于我们健康长寿的某些要素。

以下信息来自2004年的一份报告：

- 我们中的一半人不能从饮食中获得足够的纤维素、维生素A、维生素C或钙。
- 我们有三分之二的人得不到足够的镁。
- 我们当中每十个人里就有九个缺少维生素E或钾。

在杂货店可买到的各类现成食品中都含有以上这些东西。缺少这些要素的任何一种从长远来看都可能导致严重的健康隐患。

维生素 C

让我们先从最熟悉的维生素 C 开始，来说一说我们的饮食习惯是怎样有助于获得足够的维生素和营养素的。由于所有的饮料中都加入了维生素 C，这就难以相信 50% 的美国人会缺少维生素 C 这种东西。你不必喝果汁去获得足够的维生素 C，桔子和其他的柑橘类水果、猕猴桃、生的红辣椒或绿辣椒、西兰花、草莓、孢子甘蓝，以及甜瓜都富含维生素。维生素 C 的作用在于它能产生胶原蛋白，而胶原蛋白是促进肌肤与骨骼、肌腱、韧带之间的“粘胶”；此外，维生素 C 对输送脂肪到细胞的动力厂（又被称为线粒体）的分子合成也是必不可少的。

这里先扯一下别的话题。蔬菜煮着吃会损耗一些营养素。比如，蔬菜高温煮透可能会失去一些维生素 C。不过有时煮透能使营养素更易消化，西红柿就是其中一例。煮透的西红柿中的番茄红素比生吃西红柿更具有“生物有效性”。各类新鲜的食品通常更有营养，但冷冻食品可能比新鲜东西更有营养价值。这是因为这些冰冻食品常常是熟了就摘下并立刻冷藏起来。罐装食品需要加热，这样会减少营养成分，有时为增加口味还会添加对健康有害的成份。比如，罐装水果有时做成浓浓的甜酱，听装蔬菜里常常要加盐。

饮食中如果长期缺少维生素 C，会导致坏血病，一种令人担忧的致死的疾病。以前，横渡海洋的海员在远航中，由于连续几个月吃不到新鲜水果和蔬菜，结果就遭受到这类病的袭击。

苏格兰的海军外科医生詹姆斯 · 林德在 1747 年登上 H. M. S. 索尔

兹伯里船,发现了柑橘类水果的缺乏和坏血病之间的相关性。这被许多人认为是医学上第一次临床试验。詹姆斯·林德医生让12位患坏血病的人分成6对。每对除了按规定饮食外,接受不同的治疗。每天他们有苹果汁、醋、海水、硫酸(给了它一个冠冕堂皇的名字硫酸酏剂);含有大蒜、芥末和辣根的合成物;另外再加2个柑橘和1个柠檬。我们都知道,那些吃水果的患者都出现了詹姆斯·林德医生所描述的“速效的看得见的良好效果”。令人遗憾的是,詹姆斯·林德医生的结论没有得到广泛的接受。皇家海军直到1795年才要求其海员每天摄入一定的柠檬或酸橙。当这一遵循饮食呈现出良好效果时,英国水手也获得了“酸橙”的外号。现在我们知道,为防止坏血病所需要的只是一天一小勺的柠檬或酸橙汁。

你不必等到因维生素C不足而引发坏血病导致生命危险的时候才开始服用维生素C。维生素C是一种抗氧化剂。研究表明,维生素C可以降低心脏病、中风和癌症的风险。

仅8盎司一杯的橘子汁就可以满足一天的需求。不知道怎么回事,我们中就有一半人不能保证维生素C摄入量。

维生素A

维生素A通常与视力有关。缺乏维生素A是发展中国家致盲的主要根源。甜薯、胡萝卜、菠菜、羽衣甘蓝和笋瓜这些食品中的维生素A含量都相当丰富。维生素A也是免疫系统正常运作所必需的。维生素A还会降低黄斑变性,一种视网膜中心部位退化的眼病,也是美国那些55岁及以上的人致盲的主要祸因。适量地吃点甜薯或一杯煮透的胡萝卜汁或煮透的菠菜汁,你就已经基本满足了一天的需求量。

维生素 E

维生素 E 是一种可能对免疫起作用的抗氧化剂，并且还有其他益处。像杏仁、花生、桑梓和葵花子中都富含维生素 E。尽管含量相对小一点，鳄梨油、葵花油和红花油如同橄榄油、谷物油、大豆油一样，也含有维生素 E。它们有助于保护细胞膜不受自由基的侵袭。因为自由基会对体内细胞造成破坏性的氧化。比如，蛋白质在眼睛晶状体中的氧化有可能会导致白内障，那么只要服用像维生素 E 这样的抗氧化剂就可以避免。

严重缺乏维生素 E 会导致协调性失衡、肌肉无力以及视网膜损坏。几次大规模的研究表明，服用维生素 E 可以降低男、女心肌梗塞和心脏病的风险。可也有其他研究显示根本没有这样的益处。由 12 万的受试者参加了哈佛的一项研究，通过这项研究，发现了饮食中服用维生素 E 最多的那些人最不可能得帕金森症。

许多早餐中的谷类食品都添加维生素，并能提供你所需要的部分维生素 E（这些维生素 E 比服用补充剂更易被人体所吸收）。2 盎司多的杏仁也同样能满足一天的需求。不过得记住，坚果里含有卡路里，比如，每盎司的杏仁就有 160 卡路里。

维生素 D

人需要维生素 D 是为了保持身体里的钙质水平，这是神经系统功能正常不可缺少的元素。我们大多数人需要摄入维生素 D 的数量应该是现在的 5 ~ 6 倍。

当来自阳光的紫外线 B 激活我们皮肤里的化学物质时，我们便获得一些维生素 D。我们也从强化奶中获得维生素 D。根据哈佛大学公共卫生学院的报告，如果你住在费城到旧金山的这条虚线以北的地区，由于每年十月到来年三月这很长的一段时间内几乎没有阳光，你很可能因此缺乏足够的维生素 D。再则，非洲裔美国人和其他深色皮肤的人，比如我自己，总的来说，维生素 D 含量都较低，因为我们不如淡肤色人种那样会产生较多的维生素 D。

当我们上了年纪时，我们把肌肤中的化学成份转化成维生素 D 的能力将会降低。因而许多上了年纪的人就非常注意保养皮肤，并使用大量的防晒霜来预防皮肤癌。结果，许多老人就得不到足够的维生素 D，从而会造成肌肉疼痛和无力。如果你岁数大了，而且也属以上人群，你应该考虑多晒太阳或口服补充一些维生素 D。

纤维

饮食中的纤维是指谷物、水果和蔬菜中难消化的部分，它促进肠胃健康蠕动，并帮助我们保持血糖正常。我们平时膳食中的纤维只能基本满足我们所需要的一半多一点。高纤维的谷类食品、全麦面包和像滨豆之类的豆类食品都含有丰富的纤维素。它们所含的纤维从小肠完整地传输到结肠。

很多研究已经发现，增加我们从豆类（土豆、豌豆和滨豆）和含有燕麦的食品中所摄取的纤维量，就能降低低密度脂蛋白或者说“有害”的胆固醇。尽管最近的研究显示，纤维素丰富的饮食也许不会起到我们曾经相信的能预防大肠癌的功效，但它似乎能降低心脏病或糖尿病的风险。

只要有可能，我们应该多吃高纤维食品，比如全麦面包、糙米、各类水果和蔬菜，少吃低纤维的食品，如白米、白面包和炸土豆条。

说到谷物，我应该指出，未加工过的各种食物比精细加工过的食物更有营养，那是因为加工时会损失食品中的营养素和其他有益成分。比如，全麦有三层：外层纤维素含量高，含淀粉的中间层则碳水化合物含量高，内层则有丰富的维生素和矿物质。提炼谷物时，去除外层和内层，只剩下营养成分最少的中间层淀粉，加工时还会添加反式脂肪、盐和糖。但这些也许是不健康的东西。

钾

现在我们来说一说人体所需的矿物元素。先从钾元素开始吧。水果和蔬菜里都含有钾。含钾最多的水果是李子干（和李子汁）、葡萄干、香蕉、桔子（和橘子汁）、西红柿（和西红柿汁）。带皮的五成熟烤土豆，比以上几种都更富含钾。其他含有钾的蔬菜是利马豆、洋姜、橡实形南瓜和菠菜。

钾与钠共同参与一个跨越细胞膜的电位。这听起来没有什么了不起，但是对心脏功能、神经冲动的传递，以及肌肉收缩非常关键。持续的呕吐和痢疾会导致钾的过度流失，会使人感到身体乏力、肌肉无力、痉挛、便秘和腹痛。

几项大型研究已将提高饮食中的钾元素与降低血压和降低中风结合起来，尽管受益的程度和受益者因研究的不同而出现不同的结论。水果和蔬菜中的钾也似乎有助于减缓上了年纪的男女骨矿物质的流失。

镁

镁主要出现在骨骼、各种组织和器官里。这个矿物元素在 300 多种重要的代谢反应中都起着作用。镁还有强壮骨骼、维持神经和肌肉的功能，包括心脏的稳定跳动。如果你饮食结构平衡，你就不可能会严重缺镁。因为肾脏能够限制你透过尿液分泌的矿物量。但是必须记住，我们有三分之二的人是缺镁的。因为含有镁的水果和蔬菜同样也含有钾和纤维，因此很难断定是否得益于镁。在多吃含镁的各种食品和较低的血压之间好像的确有某种关联。再则，镁与保持老人的骨矿物质有关。

镁出现在叶绿素，即植物中的绿色素中，因此吃绿色带叶的蔬菜是从饮食中获得镁的一个好途径。麸糠、谷物、燕麦麸、麦片、糙米、杏仁、腰果、榛子、花生、香蕉和牛奶，这些食品中都极富镁元素。

钙

钙是人体中最普通的一种矿物元素。骨骼和牙齿里几乎都有钙。钙还在血液、组织液中，对神经冲动传递、肌肉收缩和荷尔蒙分泌等都发挥着不可缺少的作用。钙参与血凝、血管的舒张和收缩过程。钙是如此的重要，以至于人体会从骨骼中提取钙以保持血液里的钙处于适当的浓度。长期低钙的膳食结构会导致不理想的骨质、不正常的快速骨损，并最终造成骨质疏松，这一点都不奇怪。由于骨质疏松，骨骼力量就退化，因此就容易发生骨折。骨质疏松还对长远的健康带来严重威胁。因骨质疏松而引发的髋部骨折的那些患者中，几乎有三分之一的人不到一年就要进养老院；每5个当中有1个这样的病人不到一年就死亡。钙的来源人人皆知。牛奶、酸奶和奶酪都有；此外，豆腐、鲑鱼和大白菜中都含有相当数量的钙元素。

铁和B族维生素

贫血症是老年人面临的另一个严重的隐患。每8个美国老人中就有1个，总共有三百四十万美国人患贫血症，这就是说他们血细胞中都缺乏血红蛋白。我遇到过许多这样的老年患者，他们老是说感觉“不对”，总觉得疲乏没劲。从很多病例中发现，这都是因为贫血症在作怪。血红蛋白将氧气从肺部传送到其他组织，然后再将二氧化碳传送至肺部。贫血症患者会感到劳累、无力、头昏、漠然以及易怒。贫血症的最普遍的诱因是缺少维生素和矿物质，尤其是铁质、维生素 B_{12} 和叶酸。有些病患通过调整膳食结构就会好转；其他一些患者则需要服用维生素补充剂或通过药物治疗。

根据一项研究，贫血症会使老年患者面临危及自理能力的严重身体隐患的风险增加一倍。国家衰老研究院及其他组织发起一项研究，连续四年跟踪调查了 1 146 位 71 岁及以上的老人，并对他们完成各项体能测试的能力做了记录。比如，站立的平衡能力以及从椅子上站起来的能力。然后，将他们的测试记录与其血液中的血红蛋白进行比对。甚至连那些铁质偏低但仍然高于贫血症传统临界线的人，其体质严重下降的风险也要比正常人高 1.5 倍。简单的治疗办法就是服用硫酸铁药片。

最低量、非超大量

> 的确，保持完美的饮食结构，甚至在忙碌的生活中仍拥有良好的膳食习惯都是极其困难的。我们究竟有多少人能坦白地说自己在近一两个月里没有在汽车餐厅吃快餐？但是即使你偶尔吃快餐，你还是可以选择吃一点热量和脂肪最低的东西。

比如，如果你在麦当劳点了一个芝士汉堡、中份薯条和中杯可乐，你将摄入 1 100 卡路里，45 克脂肪（日摄入建议量的 78%）。我在这里以麦当劳为例，但是大多数快餐都多多少少提供相同的选择。

暂不谈油炸食品，先说喝水取代喝软饮料，你就会降低一半以上的卡路里和几乎一半的脂肪，并且水对你有好处。你信不信？尽管推销瓶装水的公司激增，但是我们许多人的饮水量还是不够。也许这是由于我们对软饮料的偏爱所造成的，除此之外我想不出有什么其他解释。毫无疑问，作为生存之必需的水，和空气一样，是至关重要的。水有助于维持体温和传送营养物质。水还携带氧气，保持关节和器官功能正常，并且还排泄出人体内的垃圾和有毒物质。

那么含脂肪的食品究竟为什么令人难以抵御呢？不加夸张地说，答案可能就在我们的舌头上。我们的舌头似乎对脂肪极其敏感。脂肪是狩猎时代的宝贵营养物质，但是如今我们饮食里的脂肪含量如此之高，我们反而要想办法去避免摄入脂肪。

毫无疑问，吃是生活中非常快乐的事情之一。作为一名神经外科医生，我有时需要提醒那些患额叶肿瘤的病人，摘除肿瘤的手术也许会损伤连接脑部与鼻腔嗅觉的嗅丝。神经是暴露的，摘除某些肿瘤时难以避开。但病人总是不去考虑潜在的后果，认为那根本不是个大问题。只是后来，当要面对没有味觉的世界时，他们才哀叹不已。食品曾经很美味，但是现在不再有滋味或给人快乐，因此，这是一种在生活质量上付出的出乎预料的牺牲。由于吃的快乐被剥夺了，这些被剥夺了嗅觉的人都一个个掉体重了，并且他们个个都向我诉说味觉的基本失去如何降低了他们的生活质量。我记得一位年轻妇女需要动手术，我不得不给她切除嗅觉神经。起初，她并不抱怨，但几个月后她再次来到我的诊所时，我看到她已瘦掉将近30磅。她告诉我当她失去嗅觉以后，连味觉也几乎没有了，因此，选择各种食品只是为了延续生命而不是为了品尝。她不再喜欢她以往最爱吃的比萨饼。当然，体重减轻她很乐意，然而却从此没有了对食品的钟爱了。我们大多数人正好相反，我们被食品的香味和美味所诱惑，尤其是脂肪性食品，但是下一次你感觉饱足时，想着又要大口再吃的话，记住那就像患记忆缺失症引起的无节制吃饭。或者更好地是重复冲绳岛人的口头禅：八分饱。

吃得越少，活得越长？

有一小部分执着者尝试要超越长寿的冲绳岛人，这些人在饮食中坚持严格控制热量。他们只按生存的基本要求去吃，此外不吃任何别的东西。这叫做不会引起营养不良的营养不足。如果吃饭只吃八成饱对我们的健康有利，那我们是不是就应该尽可能少吃点？

这种苦行僧饮食法的科学依据是基于对老鼠的研究。自 20 世纪 30 年代以来，各种研究已表明，如果将幼年、中年实验鼠的卡路里降低大约三分之一，但同样维持它们所需的营养，那么他们的生命也就延长了 30%。同时，它们也不易得病，包括糖尿病和癌症。

这一做法促使某些人大大削减饮食，结果却瘦得皮包骨头。他们的理由很简单：在实验室老鼠身上奏效的，对地球上人类也同样会起效。这群顽固分子希望在生活质量上做出的牺牲，而能在生命长度上得到回报。卡路里控制协会的座右铭是：更少的卡路里，更长的生命！他们相信，控制卡路里是唯一被现代科学证实的可以延长人类寿命的办法。

圣路易斯的华盛顿大学的研究专家们对这些执着于减肥的人进行了研究。不出意料，他们都很偏瘦、血压偏低、“有益”的胆固醇更多、

“有害”的胆固醇更少。与美国的其他普通人相比,他们更少出现身体炎症。这些指标都显示他们患糖尿病、心脏病和中风的风险更小。

2006年,国家衰老研究院完成了有史以来第一次广泛的为期6个月的卡路里控制研究项目。参与者共有48名男女,都是些略微超重但其他方面都健康的人。他们被分成四组。第一组的卡路里减掉四分之一,另一组减掉12.5%的卡路里的同时增加12.5%的锻炼。第三组的人靠每天890卡路里的流质维持生存,连续三个月保持这样的饮食,或直到他们降了15%的体重为止。接着再用三个月来控制体重。第四组是控制组,他们只需遵循低于30%脂肪的健康饮食来保持自己的体重不变。不采用流质的前两组人的饮食中增加了更多的水果和蔬菜,脂肪中的卡路里低于30%。

结果很明显,采用卡路里控制法的参与者,他们的平均体重下降了18磅。更重要的是,研究人员通过血检发现,那些采纳低卡路里饮食的人其血检单上的指标与实验开始的血检指标相比,大大地降低了因增龄而引起的DNA损伤的数量。不仅如此,在体重减轻的同时,他们的新陈代谢也比预期的要慢。此外,他们的胰岛素水平和体温也下降了。减少DNA损伤,再加上前面提到的这两个因素,这些也许就是促进健康长寿的最重要的东西。根据巴尔的摩衰老纵向研究,一个从1958年开始由联邦政府资助并不断进行着的发展项目所得出的结论是:低胰岛素水平和低体温,均与长寿有关。

这个研究不能肯定说这些人是由于卡路里降低了而获得了长寿,但是就健康来说,结果看起来很有可能。这是联邦政府资助人类卡路里控制研究项目的第一个阶段。其目标是确保这项研究能安全地实施,同时确定研究人员是否能召集和留住受试者。48 位参与者中只有两位退出了，其中一名在控制组。后来在 2006 年，他们计划开始进行为期两年的第二阶段研究。这次共有来自全国三个地方的 240 人参加。

只要有足够的自律，我们都能选择控制卡路里的膳食结构。然而，几百万年来，在许多动物王国，得不到足够的食物不是自己的选择，而是一件不走运的事情。我们通过减缓或转变新陈代谢来应对卡路里不足的能力在原始狩猎采集年代和熬过拮据时期中体现得很好。许多其他物种已经进化到可以延缓代谢过程以应付食品匮乏的困境。代谢低缓的有机体能够进入到一种假死状态，像松鼠和熊之类的哺乳动物都要冬眠。我们大多数人都该庆幸自己不必忍受任何不自愿的饥饿。这是一个食物充裕、卡路里便宜的时代。

艾瑞克·拉乌辛是路易斯安那州巴藤罗赫市彭宁顿生物医学研究中心的一项卡路里研究项目的主持人。他曾说："我们生活在一个盛宴不断的年代。我们祖辈却过着时饥时饱的生活。我们需要通过锻炼来去掉多余的卡路里。"

在生活中严格控制卡路里是不容易做到的。这个领域的研究者们喜欢问："由于控制了卡路里，你的寿命是真的更长了还是似乎看起来更长呢?"即使控制卡路里的饮食结构完全可以证实那些执着者可以获得长寿，那么值得为此这样做吗？采用这残酷的膳食结构的人显得很瘦削。他们的低体温意味着他们需要靠多穿衣服来御寒。研究者们还报道了其他的副作用，包括性欲减退(里比多降低)、精力差、易怒和抑郁。但真正的低卡路里信奉者认为控制卡路里能带来内在的和谐。

不需要靠每天单调地摄入最少量的卡路里以保持健康，以便从卡路里控制饮食法中获得好处的另一种办法也许就是有规律的禁食。通过动物实验所得到的研究结果表明,动物在消耗总量大至相同的卡路里的情况下,每隔一天饮食似乎同样能够增加寿命。用于研究的老鼠不仅消耗了同等数量的卡路里,而且还没有减掉体重。即使如此,每隔一定周期的禁食从某些指标来看,似乎显示出相同或更好的结果,比如血糖降低。我并不肯定每隔一天的禁食从总体来看比卡路里控制饮食法更合理,然而,这种隔天禁食法着实引起老年医学研究者们的极大关注。

现在还不知道控制卡路里是如何产生延长生命之效果的,但研究者们已经找到可能带来答案的线索。控制卡路里对那些能够促进细胞生存、促进 DNA 稳定、增强细胞修复机制以及加强能量产生和使用的基因起到激发作用。由控制卡路里而引起的低温和缓慢代谢,有可能不仅使基因损伤更少,而且使具有破坏性的自由基的产生也更少。

毒物兴奋效应假设

热量限制的好处也许基于毒物兴奋效应假说这一机理。这种假说认为,小剂量的不良东西可以帮你去除大量的真正不良的东西。因此,一些小的和轻微的压力可以激发应激保护反应,那样的话,你就会有充分的准备去应对一般的压力。

终极的答案也许涉及尚未发现的生物途径。不用说,作为延长生命的一种方法,卡路里控制法在那些用毕生精力去研究人类衰老的生物之迷的人中,是一个能够引起浓厚兴趣的话题。我并不认为它不久就会成为一种普遍流行的时尚,何况现在有那么多的美食在召唤着我们。至于如何获得长寿，我们极有可能在寻找其他更容易的方法，在本书中就有几种。

为生命而吃

我们应该吃什么来效法长寿的冲绳岛人呢？记住，传统的冲绳岛人的饮食结构在于总热量偏低，多吃水果、蔬菜、纤维和鱼。他们所吃的鱼含有保护脑部的ε-3脂肪酸。纤维有利于心脏，大豆和各种有色水果、蔬菜含有促进健康和远离疾病的黄酮素。

美国农业发展部(USDA)建议人们每天要吃5~9种水果和蔬菜。冲绳岛老人平均每天吃7种水果和蔬菜。传统的冲绳岛人饮食也包括一天7种谷物，如面条、大米，另外还有绿茶、鱼和豆腐之类的豆制品。

要像冲绳岛人那样饮食，就要多吃各种深色水果和蔬菜，它们比淡色蔬果含有更丰富的黄酮素、维生素和抗氧化剂(第三章将更多阐述抗氧化剂)。例如，菠菜、羽衣甘蓝和无头甘蓝比卷心莴苣更富含维生素，而山芋也比土豆更有营养。颜色鲜艳的水果则包括桔子、草莓和蓝莓。

不仅如此，美国饮食协会(ADA)还发起了"为营养而品尝"的运动，呼吁我们要勇于尝试，敦促我们每周采购单上要增加新的水果的蔬菜品种。美国饮食协会建议我们尝试吃金桔、西番莲子、石榴、苤蓝、青菜、豆薯和防风草。

最后，我们要记住冲绳岛人的口头禅：八成饱。我们需要保持八成饱的膳食习惯。要留意自己吃了多少东西，并且记住让大脑提醒自己已经吃饱了。忘记你可以多吃，忘记食物有多好。忘记你母亲曾对你说过的不要剩饭的话。你只需回答：八成饱。

呼叫古普塔医生

- 记住：只吃八成饱。
- 多吃水分多的食品。
- 少吃汉堡、多吃莴笋。
- 放慢节奏：你的大脑需要几分钟才能发出你已吃饱的信息。
- 早餐丰盛：一天中其他时间可以少吃。
- 少食者长寿。
- 记住人体每日必需的维生素。

健康需要营养

几百万美国人选择了各种不同的营养补充剂。市场上含有抗氧化剂功能的食品铺天盖地，从绿茶到谷物再到蓝莓。

劳拉·布朗是一名信息技术咨询师，常处理一些复杂问题。她具体的专业是计算机。她的客户包括恩斯特 & 杨、通用电力公司和三角洲公司。她每天要花几个小时的研究才能做出相关决定。她的工作需要她兢兢业业。然而她也以同样的精力追求健康。她不断寻找可以保持健康的最佳方法。通过几年的摸索总结，布朗得出了一个独到见解：草本植物和营养补充剂是追逐生命质量的法则之一。

布朗已深入发展了自己的个人健康计划。除了维生素之外，布朗每天两次服用 3 ~ 4 颗中国草本植物胶囊。52 岁的劳拉还每天喝 2 ~ 3 杯西番莲子茶，以此来帮助降低血压和缓解因长时间使用电脑后引起的后腰部疼痛。她还偶尔服用从圆叶葡萄中提取的具有消炎和抗氧化作用的营养补充剂。

布朗从事的开发工作名称叫系统革新。她还尝试使用芳香疗法来细腻地调整她的系统。几年前，她参加法国南部的一个研究芳香疗法的研讨会。现在她有目的地使用薰衣草和薄荷等香草来使自己放松和清醒。

布朗认为她的健康总体来说是好的。她几乎不需要去看医生。她说，自从她开始服用草本植物，一年到头都不再感冒。她是 4 500 万个认为服用自然产品有利于加强对自然防御的人中的一个。

布朗说：“我是摸索着做出这个选择的。我发现了行之有效的方法。”布朗说话的那种淡然掩饰了她所从事工作的高强度。

像布朗一样，几百万美国人也在选择草本植物和营养补充剂。而市场也已涌现出许多治疗各种疾病的疗法。但是，没有什么比买含抗氧化剂的保健品更狂热的了。在任何一家超市的走道里，你都可以看到那些标榜有抗氧化作用的产品，从绿茶到谷物再到蓝莓。

抗氧化剂

有关抗氧化剂的新闻报道大幅刊登在了全国性新闻杂志的封面和各家大小报纸的首页上。含有抗氧化剂功能的食品更是铺天盖地。那么抗氧化剂到底是怎么回事呢？

30 年前，生物化学研究生乔·麦考得正在探索某种未知酶的功能时偶然发现了另一种酶。他感到非常有趣，因而立即把自己的导师欧文·富瑞都维奇请过来看。乔·麦考得发现了一种似乎能够存在于每个物种中的物质。就他们所知，这种蛋白质存在于所有哺乳类动物、植物以及微生物的细胞中。整个食物链中的每一个生物都有这种蛋白质。细胞中唯一没有酶的生物有机体是厌氧菌——无需氧气也可存活的细菌。起先，麦考得和富瑞都维奇并不知道这种酶是什么，但他们肯定它是一种非常重要的东西。毕竟，每一种吸氧生物在数百万年的进化过程中，都选择了这种酶。这两位专家发现了这种蛋白质，并将它命名为超氧化物歧化酶(SOD)。这种蛋白质中和了超氧化物,而超氧化物是一种不稳定的危险氧分子,叫做自由基。

这是研究抗氧化剂和自由基的开端。旨在寻找延长人类寿命的科学家们一直在饶有兴趣地探索着对抗自由基的方法。这为有助于人体中和这些危险的自由基的产品带来了巨大的市场,很多保健品制造商纷纷做出产品具有保健性能的承诺。但制药商的承诺并不一定有事实依据。关于市场上出售的药丸、胶囊粉、胶囊油、各类食品和饮料是否具有抗氧化作用的议论褒贬不一。

但是没有人会去争辩自由基所导致的巨大损伤。这些不稳定的氧分子产生一种氧化应力。这种氧化应力现已经被认为与100多种疾病有关。翻阅关于氧化应激的医学文献资料,你能找到3900多篇与此有关的论文。不仅如此,自由基和所带来的氧化应激对人的衰老也有影响。这也就是我在这本书中要谈这个问题的缘故。

回到1969年,当麦考得和富瑞都维奇在《生物化学》杂志上发表了他们关于SOD这个开天辟地的成果时,业内人士对他们的论文反应极其冷淡。麦考得至今还记得他们在新泽西州亚特兰大市召开的美国实验生物学协会联合会上第一次向同行专家展示他们成果时的情景。在联合会上他提出,他们所发现的这个了不起的抗氧化酶可以消除自由基。

麦考得回忆道:“当时几乎每个人的反应是不知自由基为何物。”麦考得现已就任科罗拉多大学健康科学中心医学教授,并从事营养添加剂的开发。

人体内的氧化应激有不同的标记。这些标记随着年龄而变化,呈直线型逐渐增加。你四十岁时的水平比三十岁时的水平要高，五十岁时的水平又比四十岁时的水平要高，以此类推。麦考得认为氧化应激就像汽车上的损耗和胎裂一样。事实上，对衰老问题的一种看法就是，衰老是身体缓慢的氧化过程。这就提出了一个问题：我们究竟怎么才能阻止体内自由基的氧化或衰老，从而做到健康长寿呢？回答这个问题之前，我们得一起先来思考一下，当我们谈论抗氧化剂时，抗氧化剂究竟指的是什么。

抵抗自由基

> 人体中许多系统是在吸收氧气并把氧气输送至细胞。我们将氧气吸进肺部并把它带给红细胞，接着心脏就像一个泵把氧气传送至全身。人体的细胞通过氧气燃烧糖产生能量。不幸的是，这个过程有不利的一面。

能量生产中的一个副产品就是氧分子的不稳定状态，这就是自由基。它们对细胞造成严重伤害，这意味着支撑我们生命的同一个基本元素——氧气也能成为导致细胞衰老的祸根。再用汽车做类比，麦考得将自由基比作汽车引擎器上的不完全燃烧物。在汽车里，其结果就是一氧化碳的产生。

跟汽车不同的是，我们已经有了固有的办法去修补微小的损伤并平衡自由基：那就是抗氧化剂。抗氧化剂能消除大多数自由基，但是并不能消除全部。随着年龄的增大而累积的自由基导致机体损伤。我们人体内的“引擎”变得不太有效率。“排气管”变脏了。喷出的“尾气污染”，也就是自由基，最终带来机体自身机制难以修复的大量损伤。结果，人体开始垮掉。

氧化损伤最严重的部位是细胞的发电厂，即线粒体。线粒体是细胞内极小的香肠型结构体。每个细胞拥有几百个线粒体。线粒体将糖和氧气转化成一种释放能量的分子腺苷三磷酸酶（ATP），这种分子为细胞活动提供动力。

像大多数发电厂一样，这个过程并不是很有效率，总会产生某种“污染”。就以线粒体为例，潜在的副作用就是有害的自由基。自由基的氧分子具有很强的活性，因为它们失去了一个电子。电子成对时极其稳定，但单个时就不稳定了，会从其他分子中偷取电子以获取稳定。而失去电子的分子则变得不稳定，又从另一个分子中获取电子。这种连锁反应导致细胞受损，包括对 DNA 和线粒体本身的损害。DNA 的受损又会导致肿瘤和癌症。线粒体受损会导致线粒体功能减弱，长此以往，制造能量的腺苷三磷酸酶（ATP）会减少而自由基则会增多。最终，氧化破坏到一定程度就会导致细胞的自我摧毁。随着氧化损伤的累积，可以破坏结缔组织、神经组织和血管。

细胞中的能量生产不是体内自由基形成的唯一缘由。抽烟、暴露在太阳下以及其他环境因素都会产生能使细胞衰老的自由基。

有一个理由可站得住脚的，即只要为消除自由基而做的任何事都将大大地有利于我们去寻求健康长寿。因此，人体已经产生了对抗自由基横行的办法并不是一件很奇怪的事。维生素 A、维生素 C 和维生素 E、超氧化物歧化酶（SOD）以及另外两种你可能未曾听到过的酶——过氧化氢酶和谷胱甘肽过氧化物酶——保护我们身体中的大多数细胞不受氧化损害。如我先前所说的，氧化受损一直发生着。阻止这个过程将是获得生命长寿的最关键的答案之一。我们如何能更好地通过加强自身的防御来更有效地抵制那些自由基呢?

多年来，研究者们认为解决办法也许在于具有抗氧化作用的维生素。科学家们认为，在饮食中添加这些维生素也许可以减少自由基数量，从而有助于预防因年龄增长而引发的疾病，比如，癌症和心脏病。政府和其他组织都支持一项长期的大规模的项目研究，试图论证增加维生素 E、维生素 A 和维生素 C 的剂量会提供额外的抵抗疾病的保护能力。然而，试验到目前为止还没有产生预想的结果。

麦考得说:“我认为我们不幸地走进了一个误区。我们以往认为，服用的维生素越多就越好，但是几乎没有证据可显示这一点。”

美国心脏病协会在 2004 年发布了一个科学报告。报告中说，针对维生素 C、维生素 E 以及 β 胡萝卜素(一种维生素 A)营养补充剂的研究还没有证明它们可以用来预防和治疗心血管疾病。美国癌症协会也不提倡服用维生素补充剂，因为测试其抗癌效果的研究结果令人失望。事实上，癌症病人服用维生素 E 也许会损害人体本身固有的抗肿瘤细胞的能力，这反而会促使肿瘤细胞更加活跃。

设在塔夫茨大学的 USDA 人类防衰老营养研究中心的抗氧化剂研究实验室主任杰弗里·布隆伯格对研究获得的令人失望的结果并没有显得很吃惊，他对寻找像维生素 E 这样的单一的营养元素来预防癌症或冠心病的方法提出质疑。他认为，抗氧化防御网络是复杂的，涉及我们的饮食和细胞制造的物质。

他说:“这不是某一营养元素或某一种疾病之类的事。而是一个复杂的系统。”他认为，对不同维生素抵御疾病能力的研究过分趋于单一，试图通过服用一种补充剂来治疗某种疾病是将问题过于简单化。抗氧化是体内的动态系统运行不可分割的一部分。

与美国心脏协会和美国癌症协会一致，布隆伯格提倡富含全谷类和各种水果、蔬菜的平衡膳食结构。如我们所见，吃含有抗氧化剂的水果和蔬菜有助于降低患许多慢性疾病和一些有可能会缩短寿命的疾病的风险。

布隆伯格补充说道：“我们的确感到营养有巨大的力量。”他还认为，人们需要膳食有度，并且摄入品种繁多的水果和蔬菜以便获取最佳营养。他说：“你需要摄入大量的、不同品种的植物食品，以便提供充足的抗氧化元素。”

麦考得现今在科罗拉多健康科学中心的肺科学和危重病学部门任职。他还未准备放弃将抗氧化剂作为补充剂的研究工作。这位生物学家认为，维生素研究令人失望的结果并不表示抗氧化补充不起效，只是将抗氧化剂作为补充剂的研究走偏了方向。

麦考得还谈到：“抗氧化疗法绝不是一个过时的课题。我们只是研究错了方向。”他认为，我们应该关注于以何种补充性膳食来提高两种酶的水平，使它可以承担中和自由基的重任——一种是他在四十多年前发现的SOD，还有一种是过氧化氢酶。他说，这两种酶负责消除99%的体内自由基。因此，他认为，如果我们让身体产生更多这样的酶，那么这将更有利于抵抗自由基，而不必服用含超氧化物歧化酶(SOD)的药丸。这些药丸没用，因为它像其他蛋白质一样，会被胃搅拌、消化。

麦考得说，现有大约四十种植物显示具有诱导身体产生更多SOD和过氧化氢酶的作用，其中大多数植物应用于印度和中国的传统医术中。麦考得最近与他人共同撰写了一篇文章，刊登在《自由基生物学和医学》杂志上。文中论述了含有五种植物精华的营养补充剂是如何增强体内SOD和过氧化氢酶的生产的，并且还降低与衰老相关的氧化应激标记。这一发现是否真能促使寿命延长还有待于进一步验证。

这一营养补充剂包含以下几种提取物：

- 绿茶；
- 姜黄；
- 乳蓟；
- 南非醉茄；
- 假马齿苋（属玄参科）。

南非醉茄又名心叶牛青胆、印度人参。假马齿苋是一种草本植物。这是一项非常小型的研究，只有29名受试者。但是统计数据非常具有说服力。尽管如此还是需要做更大规模的研究来进一步证实其效用。

麦考得说："这也许不是最后的答案，但是却打开了一扇其背后可能拥有更多答案的大门。"麦考得颇为得意地认为，大约四十年前他所发现的酶也许是未来岁月抗氧化研究的关键。

购买者的清醒认识

当然，营养补充不仅限于抗氧化剂，现在美国人越来越转向保健品来治疗身体疾病，寻找一切可以有助于减少体重、减轻关节疼痛、治疗精神抑郁和糖尿病的保健品。

我一直疑惑为何使用草本植物的人越来越多。从某种程度来说，这是否是人们对现代医学日益不满的缘故呢？不管怎样，数以百万的美国人正在服用保健品，服用营养补充剂的人估计占美国总人口的15%到40%。据报道，甚至连上任总统布什也在服用营养保健品。美国的营养保健品年销量现已突破200亿美元。然而这个行业却相当不规范。

和处方药不同，营养补充剂不需要获得美国食品和药品监督管理局(FDA)的批准。由于营养保健品是从天然成份里提炼出来的，因而许多人认为它们理所当然是安全的。市场上销售的29 000种营养品中大多数是安全的。但是却没有任何保障，也几乎没有政府的监督，至少在美国是这样。再则，市场上没有任何关于营养补充剂的浓度和纯度的保证书。有些保健品被发现掺入了处方药物以提高其疗效，还有些则含有有毒的重金属。

就算营养补充剂本身是安全可靠的话，如果错误服用或大剂量服用，它们也可导致医疗隐患。鉴于有相当数量的美国人服用处方药，营养补充剂也有与药品产生相互影响的风险，给服用者带来极大的危险。显然，在你服用保健品之前应该咨询医生，尤其是当你正在服用某种药品时。

我很惊讶地发现，即使某种保健品具有危险性，联邦政府要禁止它也是件很困难的事。由于1994年出台关于监管保健品的法令，联邦监管机构必须证明保健品是不安全的，而不是证明它是安全的。在2004年，美国试图禁止膳食补充品麻黄，因为它与心脏病、中风、血压高以及至少164例死亡有关。一名联邦法官推翻了这一禁令，裁决联邦政府不能发出全面禁止保健品的结合，但需要说明哪些剂量是不安全的。

营养补充剂生产商也不必像制药商那样，在其产品上说明服用某产品可能产生的不良反应。尽管已设立专门的热线和网络来记录这些报道，而联邦政府估计只有1%的副作用被媒体通报过。《洛杉矶时报》报道说，加州有毒物品控制中心接到的每8个电话中至少有1个是因小孩对膳食营养补充剂产生不良反应的投诉电话。这种不良反应包括呕吐、恶心和心跳加快。

一种含有潜在危害的膳食营养补充剂被曝光并不妨碍其他同样有着潜在危害的营养品的粉墨登场。比如，当麻黄的危害公布于众时，苦橘皮中提炼出来的各种营养品打出了“不含麻黄”、“节食者和运动员上佳选择”等用语的广告。然而，根据《实验生物学和医学》杂志上刊登的研究摘要，苦橘皮也许存在着同麻黄一样的危险因素。

许多营养补充剂生产商声称营养品是安全的，因为它们已被使用了几千年，或者是从古老的医学中衍生出来的。但源自天然或是隶属传统医学的一部分并不能保证保健品一定安全。中草药中提炼出来的马兜铃酸在市场上出售，用以治疗各种病痛，但是它含有可能会引起肾衰竭和死亡的致癌物。荆棘丛、聚合草、石蚕和卡瓦胡椒也会引起肝损伤和死亡，但是没有一篇告诫文章能让膳食营养补充剂市场的膨胀速度减慢下来。

紫锥花属和普通感冒

畅销市场的紫锥花属是从向日葵花属的松果菊中提取的。美国大约有1 500万人通过服用紫锥来预防和治疗感冒。这种紫锥也几乎没有得到过临床的验证。2005年由联邦政府资助并刊登在《新英格兰医学杂志》的一项研究发现，市场上出售的三种不同的紫锥药剂中，没有一种真正可以用来预防感冒。支持使用紫锥的人说检测的剂量太小。其他由政府资助的研究也发现，紫锥对治疗成人的普通感冒或者儿童上呼吸道感染并没有疗效。然而，国家卫生研究院营养补充及另类医学中心仍在继续资助有关紫锥是否可能用于治疗上呼吸道感染的研究工作。

包括劳拉·布朗在内的膳食营养补充者们读过前面几个段落以后会毫无疑问地得出结论：我似乎已被某些医药企业洗脑了。我的回答是我相信科学方法。如果一个良好运作的实验显示某种疗法不比安慰剂更好的话，我们应该首先努力去反复验证这些结果，然后慎重考虑是否继续将其用于治疗。

然而，我怀疑我在这里所写的东西是否能劝阻人们别再相信紫锥菊或其他营养补充剂的效果。因为，“相信”本身就是一个有力的治愈手段。这一点我将在第八章给予阐述。

现在让我们来说一说其他流行的膳食营养补充品，比如大蒜。欧洲南部居民的饮食属于富含大蒜的地中海式膳食，他们患上心脏病的几率较低。这就驱使人们对这种植物产生了浓厚的兴趣。估计有 700 万美国人使用蒜类营养补充剂。对成人所做的 36 次临床试验表明，服用各种蒜类制剂能在短期内极小地却有效地降低总胆固醇。研究表明，大蒜还可以防止血小板聚集，从而降低中风的危险。人们较少关注新鲜大蒜的功效，有研究表明新鲜大蒜捣碎或剁碎后立即加热可能会削减大蒜的有益功效。有些科学家提出建议，经过捣碎或剁碎的蒜末要搁上十分钟才可加热。几次种群研究表明：蒜和同类的其他蔬菜，如洋葱和韭菜，也许同样具有抗癌作用。

圣约翰麦芽汁，一种带黄花的长寿植物已作为抑郁症的草本植物疗法使用几个世纪了。估计有 1 500 万美国人服用这种制剂。有些证据表明这种草本植物对治疗轻中度抑郁症确有疗效。但是研究也得出结论，这种制剂对重度抑郁症病人没有效果。

据说服用亚洲人参这种植物已被证实能促使人的全面健康，可以加强脑部和生理机制，降低和控制血糖。因此，在饮料和其他产品里添加了人参成份以吸引具有健康意识的消费者就不难理解了。这有用吗？有些研究已得出结论，人参也许可以降低血糖、提高免疫功能。但据国家卫生研究院营养补充及另类医学（指草本学、自然疗法等）中心的研究，有关人参的作用尚未最后定论。

碧萝芭是另一种可以添加到各种饮料中的补充物。它被认为能增加记忆，然而，研究表明它没有像广告所吹的那样，具有加强记忆的功效。

豆类制品也是受欢迎的营养保健品，被誉为可以促进心脏健康、预防前列腺和乳腺癌。支持者认为日本人和其他亚洲人因膳食中富含豆类，所以患有上述癌症的概率远比西方许多地方的人小得多。豆类是否真能降低这些与荷尔蒙有关的癌症风险，目前没有临床证据支持这种说法。但是研究的确显示，豆类制品在降低有害的胆固醇和甘油三酸酯方面有一定的作用。

现在我们来说一说布什总统所服用的膳食补充剂。首先，他每天服用多种维生素。布什也服用氨基葡萄糖与软骨素的合成物以及鱼油。

氨基葡萄糖和软骨素能用于治疗关节疼痛。布什因多年的慢跑而落下膝盖疼痛的毛病。这也是他后来放弃慢跑而改为骑山地车或使用极为简要的锻炼器械的原因。

一项政府研究发现氨基葡萄糖和软骨素放在一起，与安慰剂相比，不能显著地缓解大多数膝盖疼痛。这两种合在一起使用的制剂在被分开进行单项试验时也未能体现缓解疼痛的效果。然而，根据这次大规模的研究发现，这两种补充物的确给中、重度疼痛症的受试者带来缓解疼痛的作用。布什总统在 1997 年做过左膝盖手术，因此，很可能他属于这种中、重度病患者。

那么，布什先生所服用的另一种营养补充剂——鱼油的效果又怎么样呢？鱼油含有 Ω-3 不饱和脂肪酸。一份医学文献资料表明，吃鱼或服用鱼油制剂可以降低心力衰竭和心脏疾病的机率，尽管鱼油本身并不影响胆固醇水平。Ω-3 不饱和脂肪酸也被认为具有健脑作用。你曾听说过鱼是补脑食品这句老话吗？临床证据虽然还不能立即对此做出定论，但是许多医生相信鱼的确有助于预防老年痴呆症以及其他疾病。毫无疑问，未来几年内会有更多研究成果涌现，以证明鱼和鱼油是否的确具有健脑功效。顺便提一下，如果你想知道健脑的其他办法，我会在第五章里更详细地解释。

适度服用膳食补充剂

塔夫大学的专家布隆伯格不是一个特别推崇膳食补充剂的人。他坚定地相信膳食结构应由多种健康食品组成，并做到饮食有度。但是他不想完全否定膳食补充剂。布隆伯格这位专家证实生活中确实有这样的情况:营养补充可以填补膳食中的不足。

比如,某人要从不健康饮食转向健康饮食,那么他以往的不良饮食习惯需要摈弃,从而重新开始培养新的饮食习惯。然而,没有人一夜之间可以一下子从摄入垃圾食品调整到吃健康食品。布隆伯格认为,在过渡期间,营养补充剂是弥补你营养不足的好办法。但是他又补充说:“膳食营养补充剂不能替代膳食。”长远来看,改变饮食结构是最好的,但是如果在短期内不能从饮食中得到足够的某种营养物质的话,你就应该服用营养补充品。大多数人都普遍存在营养失调现象,因此,典型的多维矿物片能有助于人们平衡人体必需营养和实际摄取营养之差。

布隆伯格认为还有一种情况需要补充营养品。你总会碰到这样的情况,你不喜欢吃某些含有重要营养素的食品。比如,你也许不喜欢鱼的味道。在这种情况下,补充 Ω-3 不饱和脂肪酸营养品就很合适你。同样,如果能有助于你达到各类维生素和营养物质的正常水平,那么服用添加维生素和其他营养的食品也是有必要的。

正如我在前一章提到的,大多数美国人缺乏专家建议的维生素 A、维生素 C、维生素 E、矿物质和微量元素如钙、镁和硒的每日需要量。这说明许多美国人可以从多维矿物片的全面补充中受益。

然而,有些美国人服用了太多的维生素片。有些医生认为,一些美国人服用维生素以弥补不良饮食和生活习惯带来的问题,但这样做是有潜在副作用的。

再则,几乎有一半的美国人服用一些处方药品。对美国的老年人来说,这个比率更高。药品会改变机体代谢食品的方式。这也许会导致营养物质从体内流失或不能被充分吸收。这也是补充营养品的一个较好理由。

最后，随着我们年龄的增长，我们需要更多的某种营养素以维持健康平衡，这也是需要补充营养品的原因。比如，随着年龄的增大，我们将阳光转化成维生素D的能力越来越差。因此，我们需要在饮食中增加更多含维生素D的食品，比如添加钙的牛奶，或者直接服用维生素补充片。

另外，到了老年阶段，维生素B_{12}和叶酸也不易被吸收了。因为老人胃中不再分泌足够多的盐酸，结果胃中PH值很高（这是由于酸度减少引起的），从而降低了吸收营养物质的能力。老年人对维生素B_6的需求也要加强，尽管专家目前不能确定其原因之所在。也许是因为维生素B_6可能在老年人体内被更快地利用。这一切都发生在我们生命中的某一阶段，在这一阶段，许多人胃口降低，因而弥补潜在营养不足的机会更少。

缺钙会导致骨矿物质流失和骨质疏松症，但是我们就应该服用补充钙的药丸吗？一项由36 000名妇女参加的为期七年的研究报告刊登在2006年的《新英格兰医学杂志》上，它推翻了传统的说法。客观地说，连续七年每天服用钙和维生素D补充剂对年纪大的妇女来说，预防骨折的功效是很低的。通过这项研究，许多医生和营养师得出结论，骨密度低的妇女应通过服药来坚固骨质。市面上是可以买到这几种药品的。美国大约有1 000万人患有骨质疏松症，其中大多数患者是妇女。骨质疏松症每年导致150万人骨折。如果你担忧自己的骨骼强度，那么你可做一种无痛X光骨密度检测。

没有骨密度问题的妇女（以及男子）应该通过饮食来满足每天所需

的钙量。全国健康学院所属的膳食营养补充部门推荐每日应食用2～3种富含钙的食品。比如，一杯牛奶、八盎司酸奶，或一盎司半的天然奶酪，如切达干酪。橘子汁也可以强化钙质。大多数美国人都不能从膳食中获取足够的钙。这也就是为何尽管上面提到的大规模研究得出的结果令人失望，全国骨质疏松基金会还是继续提倡美国人要补充钙元素。

专家们警告说，骨质疏松在年龄较早时期就已经开始了。我们到了19岁时就构建90%的骨质，因此，应该鼓励年轻人从饮食中摄取足够的钙量。毫不夸张地说，让孩子在成长期间喝苏打而不喝牛奶，也许是在为他们以后的身体健康埋下隐患。

激素替代品

随着年龄增长，机体化学发生了变化。如睾丸酮那样的激素水平和人类生长激素水平都下降了。通过激素替代品来恢复年轻态、延长青春活力的做法不仅颇有争议，而且还具有潜在风险。但这并不意味着人们对激素替代品无需关注。

打开Google网搜索“人类生长激素”，你会得到500多万条点击。人类生长激素是由脑垂体产生的，并推动骨骼和组织的生长。在20岁到60岁的年龄段，脑垂体释放的生长激素会下降一半或一半以上。现在越来越多的医生似乎愿意将激素作为处方药开出，认可这是一种抗衰老疗法。

有些人的脑垂体天生就不会产生足够的生长激素，这就造成侏儒症。对这种病的最初的药物治疗方法就是使用激素。人类生长激素是在50年前被发现的，并且最初是从人体解剖中发现的。20年前，研究人员又提出了合成激素的方法。给衰老者提供人类生长激素的推销商现在声称，注射激素对促进肌肉、加强记忆和提高性功能以及降低血压、减少脂肪都有功效。这样的治疗可能一年要花费一万多美元。

1990年进行的一项由12名年长者参加的生长激素项目研究成果刊登在《新英格兰医学杂志》上。这项研究发现，激素能减少脂肪、增强肌肉和骨密度。2002年由125名年长者参与的一项规模更大的研究发现，注射人类生长激素会使脂肪少、肌肉多，但是却不能增加肌肉强度。前一项研究在因特网上早已被广泛引用，致使该杂志不得不在网站上贴出警告，告诫人们要谨慎那些潜在的具有误导性的网络广告。

评论家说，使用人类生长激素的风险要远远超过其可能产生的好处。这些风险包括头疼、腕管综合症、关节水肿、腹胀，易得糖尿病，并且还有可能出现肿瘤。具有讽刺意义的是，人类生长激素还会加速衰老。注入太多生长激素的老鼠最终死得也更早。对人类造成的长期风险还不得而知，但评论家认为，过多的人类生长激素会潜在地缩短那些接受此疗法的人的寿命。

睾丸酮是另一种激素，它的生产高峰期出现在成年初期。补充激素以恢复年轻态已被吹捧为可以促进心脏健康、保持肌肉、提高记忆力、加强男子性欲。但是，如果大剂量使用的话，会导致头发脱落和情绪问题，而且也可能增加低密度脂蛋白，即“有害”的胆固醇，并且加大某些癌症、心脏病和中风发生的风险。有些科学家推断，睾丸酮是男子寿命缩短的真正元凶。补充睾丸酮以推迟绝经的女子，可能会产生第二性即雄性特征，比如多体毛症。

用以增加活力的激素疗法的推广者们也在吹嘘着甲状腺激素和被称为脱氢表雄酮（DHEA）的肾上腺素的好处。在25岁左右时，这两种腺素处于生产高峰，然后随着年龄的增长而逐渐降低。如果我们将这两种激素水平带回到年轻时的水平，会发生什么情况？关于这一点，很多谜底还没有揭开。由于补充甲状腺素而可能带来的隐患包括心律不齐和骨骼受损，而补充脱氢表雄酮可能导致肝损伤、男子乳房增大以及女性体毛增多等。

寻求永葆青春的秘笈

旨在恢复青春活力的激素疗法不是什么新观念。一个多世纪以前，法国生理学家查尔斯-爱德华-布朗-塞夸德认为，他在动物睾丸中发现了永葆青春的秘密。他在72岁时摘除并粉碎了狗和豚鼠睾丸，用水将睾丸血液和精液调和在一起，然后在自己的手臂皮下注射这种过滤过的提取物。连续注射了三周后，布朗-塞夸德就对外公布，说自己体力增强、注意力集中、精力充沛。12,000多名内科医生注射了几千剂类似的调制物。后来将这种药物命名为“塞夸德”，并在广大公众面前宣传它为一种“未来之药”。一则关于这种血清的广告上声称这种药物“真正融入了动物能量的精髓”，并且成功地治疗了一系列不适，包括情绪紧张、风湿病、痛风、糖尿病、瘫痪和流感。当然，“塞夸德”绝不是一个抗衰老的药剂，对它的狂热最终逐渐消失。

已成为处方药的人类生长激素和一些其他激素治疗是否会遭遇同

样的厄运？现在对此下结论还为时尚早。关于人类生长激素和其他抗衰老激素疗法的长期影响，到目前为止还没有足够的研究可以证实其安全性和疗效。由于有许多人愿意以自己的健康来冒险，补充因年龄而自然下跌的激素，因此，我们相信有关它们对人体长期影响的确切答案会在不久的将来呈现在读者面前。但是，现在就使用激素注射和疗法看起来至少是不成熟的。

不可能的万应灵药

历史上曾经有过很多抗衰老的解毒剂，其中大多数是很难下咽的或者完全是怪异的。中国道家认为，吃那些与长寿植物和动物有关的食品会有助于长寿。他们建议的食物有：鹅蛋、龟汤以及参茸。13世纪英国哲学家和科学家罗杰·培根看着老年人的皱纹，坚定地认为正是“天生水分”的失去导致了年老。他倡议多洗澡和摄取少量的梨、珊瑚、芦荟、金子和所谓“取自雄鹿心脏的骨头”。

我不会提倡吃雄鹿的心，但是，在一些认为不可能的东西却有着不为人知的有益健康的成份。比如拿黑巧克力为例，根据《自然》杂志上刊登的研究论文，吃黑巧克力能使血液抗氧化能力提高20%。巧克力中的抗氧化剂叫做表儿茶素。牛奶巧克力的功效就小得多。针对荷兰老人的一项研究发现，每天吃一块巧克力的三分之一也许会降低患高血压和猝死的风险。黑巧克力（不是牛奶巧克力或白巧克力）似乎也能抑制血小板聚集——形成血凝块从而导致心脏病发作或中风的早期阶段。可可豆中含有黄酮。红酒、苹果、梅子、绿茶、白茶、红茶和乌龙茶中也含有黄酮。这些东西都被认为能增加血液中的一氧化氮，并且加强血管的功能。然而,巧克力也含有糖和脂肪。因此,吃一点巧克力也许是一件好事,但是吃太多的巧克力也许会适得其反。

红葡萄酒怎样呢?关于红酒具有潜在长寿功效的文章已经发表了好多篇。这得归功于法国人奇怪的饮食和生活习惯:尽管法国人流行吃高脂肪食品和抽烟,但他们也好饮红酒,因此,法国人心脏病发病率相对较低。这就让人产生联想:也许红酒中的物质,即白藜芦醇也许对此起了作用。白藜芦醇在实验室和动物研究中被证实是一个含有抗氧化剂、抗炎症以及有利于疏通动脉等功效的合成物。除红酒之外,在红葡萄、红葡萄汁、花生、蓝莓和蔓越橘中也有白藜芦醇。所有葡萄酒中都含有白藜芦醇成份,只是红葡萄酒比白葡萄酒或者玫瑰葡萄酒中的白藜芦醇含量要多得多。体外培养的细胞中,白藜芦醇可以阻止许多人类肿瘤细胞的扩散。白藜芦醇也可以使酵母菌、苍蝇、线虫以及津巴布韦本土的短命鱼的寿命提高60%。至于白藜芦醇是否能益于人类延长寿命,这还没有得到验证。

由于绿茶具有良好的保健功效,因此获得了一种受人追棒的地位。绿茶如此“火热”以至于苏打水和其他饮料中都掺入了绿茶。如我在前面提到的,绿茶提取物已成为经科罗拉多大学麦考得教授成功检测过的且有抗氧化功效的补充营养成分。包括绿茶在内的各种茶叶,可以降低癌症的风险,这已在一些动物研究中得到了验证,但是人类自身研究还未得出最后定论。

咖啡又怎样呢?许多人喝咖啡不是为了健康而是想提神。然而,加州大学的戴维斯研究员们认为,煮好的咖啡(不管是咖啡因咖啡还是脱咖啡因咖啡)拥有相当于三个桔子的抗氧化剂量。许多研究也表明咖啡能够降低II型糖尿病、帕金森症（对男子而言）以及结肠直肠癌的风险。然而，并不是所有关于咖啡的消息都是好的。咖啡因会提升血压，这对患有高血压的人来说可能是危险的。喝未过滤的咖啡，比如用蒸汽加压煮出的浓咖啡和法式压滤壶做出的咖啡，也会增加胆固醇。而过滤的咖啡则没有这种风险。在你去狂饮咖啡之前，请记住如同大多数东西一样，适量是一个关键。

找到问题根本，不能盲目滥补

如果你比较狂热地崇尚服用草本植物和营养保健品，并将其作为保健的一种方式，那么你得知道很多有关保健的承诺都还有待检测。

有几点你得明白。首先，记住蛇油推销员们几百年来一直在吹嘘其产品的治愈功效。我们想要相信他们，因为我们想要更好地把握自己的健康。也请你记住，一种替代品即使是“天然的”，而且也已经延用几百年了，但是它未必就是健康安全的。劳拉·布朗在控制自己健康的问题上，已经迈出了重要的第一步。虽然科学数据也许不支持她的做法，但是她相信这些营养补充剂对她确有功效。单在美国，就有4 500万人和她一样相信保健品。如果你是其中之一或考虑成为其中之一的话，那就再看看这一章，然后再作出你的决定。

这一章已试图通过临床数据，对某些日益受到推崇的营养保健品所做的承诺给予抨击。现在市场上已出现了成千上万的营养品制造商，他们中的一些人对自己的产品做出了夸大其词的不实承诺。你千万不要轻易上当。美国国立卫生研究院膳食营养部的网站上有许多信息，这些信息会有助于你作出明智的决定。梅欧门诊网站和俄勒冈州立大学的莱纳斯·波林研究所网络也向你提供这样的医学指导。最后，请记住，绝对没有神奇的治疗方法。当你追求最健康的生活时，你要对进入你的体内的东西表现得聪明一些。下一站：为生命而跑步。因为除了辛劳工作外没有其他捷径可走，也没有其他任何替代品。

呼叫古普塔医生

- 不存在“青春之泉”。要警惕标有“让你青春常在”之类广告语的保健产品。
- 要找到问题根本，而不是盲目滥补。没有任何东西可以替代富含水果和蔬菜的合理膳食。
- 远离人类生长激素。补充激素潜在的危害要多于其潜在的益处。
- 依据自己的年龄、种族以及生活环境，适量补充维生素 D。
- 去寻找不可思议的长生不老药。黑巧克力、红酒和咖啡也许就是让你生命长久的神丹妙药。
- 虽然有些东西是天然的，却不能保证一定是健康的、安全的。

生命在于运动

乌克兰的塔季扬娜·珀兹尼亚库娃在48岁时赢得了2003年在洛杉矶举行的马拉松比赛。她对新闻记者说："我不认为年龄是个坎，我年龄已经非常大了，但我仍然脑聪体健，关键是勤于锻炼。"

詹姆斯·哈蒙德担任主管已近四十年了,他的事业一直在发展。当他们的行业自身改革时,他又从南部的一个州迁移到了另一个州,培训保险业未来一代的管理者。总而言之,在他的职业生涯中,他呆过十个不同的州。哈蒙德使我想起我的大多数病人。我并不是想说哈蒙德绝对是一个终日懒散的人。事实上,他非常活跃,甚至忙得无暇运动。在周末他偶尔会做些慢跑。哈蒙德代表着全世界打工阶层绝大多数的成年人。像你和我一样,他们拥有最美好的愿望,但是,随着年龄增长,健康逐渐不被重视。然而,哈蒙德的晚年生活有了一个180℃的转变。尽管他一生中从未参加过有组织的体育赛事,但他在86岁时决定要接受一项挑战。就在那个时候,一位朋友建议他参加在乔治亚格尔登举办的老年奥林匹克运动会。他参赛了,并一直沿着一条非常良好的健康之路奔跑着。

哈蒙德决定参加州运动会。使他吃惊的是,他以30秒的成绩获得了100米的金牌。现在哈蒙德会以和蔼的态度对“很慢”的评论置之一笑。尽管跑得很慢,但他还是痴迷着这项运动,并激励自己认真开展跑步训练。他的目标是将他的100米跑加快到18或19秒,这样他就有资格参加来年在路易斯安那州的巴吞鲁日举行的全国老年运动会。

通过自我训练，哈蒙德不停地练习跑步，他终于将速度提高到了23秒，但是他再也跑不出比这更好的成绩了。

哈蒙德回忆说："我当时正准备甩手不干了"。后来有人建议他找个教练。于是，哈蒙德认识了一位曾经是路易斯安那州大学短跑运动员的老师。这位老师说，除非哈蒙德这位八旬老人想赢他才同意指导。

哈蒙德的训练进入了另一个档次。除了刻苦跑步之外，他还开始加强体能训练。哈蒙德的百米跑时间在不断缩短。每周，教练会激励他参加在塔拉哈西的佛罗里达大学举行的田径公开赛。他跑进了20秒。接着19秒。在全国比赛之前的那天，他在公开赛上跑出了18.4秒的成绩。第二天，他在巴吞鲁日又跑出了18.3秒并获得了银牌。哈蒙德说他没有获得金牌的唯一原因是他忽略了教练对他的临场指导，结果他没有去注意其他竞争对手。比赛跑到一半时，哈蒙德注意到自己遥遥领先。然后，他放松了，以为自己一定是赢了。拿到银牌将激励他更加刻苦地训练。

从那以后哈蒙德搬到了明尼阿波利斯地区。他住在那里，与他当部长的独子、3个孙子和6个重孙只相距8英里。每天你可以在当地的一家健康俱乐部里看到他在举杠铃，做各种短跑，其余时间做跑动练习和拉韧带练习。

哈蒙德说："我知道散步和慢跑挺不错的，但是我相信，要想增强体能就得要发奋训练。"他常和他的同龄人以及那些比他年轻数十岁的老人在一起畅谈健身的好处。

2003年，随着又一届全国老年运动会在里士满的召开，哈蒙德越来越相信他会获得金牌。不过就在竞赛的前一天,他决定买双防滑鞋来助跑。在比赛中,有一个钉子卡在跑道上,哈蒙德脸朝地摔倒在跑道上。他因腕关节骨折而被急救车迅速带离了赛场。

他开玩笑地说:"这给我自尊心的打击几乎是致命的。"但失望只会使他更加坚定。"生活中最糟糕的事可能正是真正磨练性格的东西。我出生在一个乐观向上的家庭。我母亲常喜欢说这样一句鼓励的话:'如果你努力寻求,你就会得到你想要的美好的东西'。"

哈蒙德说他继承了父母的积极向上的人生态度。不过,他将自己的长寿归功于健身养身,而不是遗传基因。

"我母亲49岁就去世了,我父亲也在65岁时去世了。我有一个祖母活到了91岁,一个曾祖父也活到了91岁。除了这两位,家里没有几个活到80多岁。"

哈蒙德现在已经92岁,不但活着,而且还是一名世界级短跑运动员,仍然想着创造世界纪录。

哈蒙德说:"健身有助于生命的各个方面。如果你身体不健康,你不可能去享受生活。我现在就非常健康。"

"健身对我来说一直是一件奇妙的事。运动使我非常健康地从80多岁迈向了90多岁。我现在和10到15年前一样保持着美好的体格。我真得喜欢这种状态。它为我打开了全新的世界,使我80多岁和90多岁的日子成为我一生中最幸福的岁月。"

有很多人和哈蒙德情况相似。当举国上下的人日渐肥胖时,健身运动也随之火热起来,鼓励着几百万美国人去改善自己的身体。

比如,在2004年,大约620万美国人依靠私人教练的指导来进行锻炼。根据国际健康及运动俱乐部协会的统计,这个数字在五年之内会上升55%。

而且,跑完马拉松全程的运动员总数也从1980年的12万人增加到2004年的42.3万人。这个数据是由美国一家全国性的长跑运动行业组织提供的。在那段时期,完成马拉松比赛的男子数量增加一倍多。女子的数量则提高了14倍。公路长跑也越来越受大众的喜爱,1980年跑完全程者有100万人,到2005年则增长为800万人。

甚至连常常累垮人的包含游泳、自行车和跑步在内的三项全能运动也已经得到了蓬勃的发展。参加“美国三项全能运动”这个体育理事会的人数从2000年到2006年的上半年已经增加了三倍多,共有66 000人。更惊人的是,美国铁人三项全能运动项目比赛的竞争者人数在2005年突破了1万人,并且仍在继续上升着。这些绝对不是心脏衰竭者所能参加的运动。美国铁人三项全能运动包括以下三个项目:2.4英里的游泳、112英里的自行车赛和马拉松跑。

哈蒙德和其他许多人给我们留下的教益在于步入老龄并不总是意味着速度与极限运动的结束——尤其是对那些认真的参赛者而言更是如此。西北大学游泳运动员理查德·亚伯拉罕斯成为了50岁年龄段打破100公尺自由泳用时50秒的第一人。他在50岁时的游泳速度比他在1964年的奥林匹克预赛中的速度要快得多。十年以后的2005年,亚伯拉罕斯又成为了60岁年龄段100公尺自由泳的创纪录者,他的成绩突破了50秒大关。他在后十年间的最快速度实际上只比前十年间慢了0.34秒。

乌克兰的塔季扬娜·珀兹尼亚库娃在48岁时赢得了2003年在洛杉矶举行的马拉松比赛。洛杉矶马拉松比赛不是一件普通的赛事,它吸引了来自世界各地的跑步精英。珀兹尼亚库娃在充满挑战的赛场上比第二名女性运动员提前了3分多钟抵达终点。而且,珀兹尼亚库娃在49岁的时候,也即第二年,再一次摘得了洛杉矶马拉松比赛的桂冠。

她对新闻记者说:“我不认为年龄是个坎。我年龄已经非常大了,但我的头脑很健康。这不在于你的身体,而在于苦练。”

多运动,永不显老

彼得堡大学公共健康学院进行的一项研究发现,70~79岁的老人无法连续走四分之一英里的路是死亡和健康状态差的重要预测依据。那些能走完这段距离的人——以标准的跨步——更有可能在6年之后仍然健康在世。而且,也可预测到他们在未来6年中可能会丧失什么样的机能以及患上什么样的疾病。

在我周游全国同人们谈论这本书的过程中,我越来越明白一件事。一方面,我们中有许多人在寻求奇妙的捷径去延长寿命,但另一方面却不去积极利用我们已有的知识。就我而言,我已经因为我所知道的知识而使我的生命开始发生变化并且延长生命。这里有一个例子几乎保证会让你增寿的。随着年龄增大,我们往往会丧失肺功能、灵巧性和体能。我们当中最健康的人也将逐渐变得迟钝、无力和缺乏灵活性。但那只是针对巅峰状态的运动员而言。我们大多数人的起点不在那儿,甚至连边都沾不上。也就是说,我们实际上能通过塑造更好的体型而看上去更显青春活力。想一想,无需药丸、手术或奇妙的饮剂,你就可以使自己变得更年轻。正如我们从詹姆斯·哈蒙德身上看到的那样,只要你努力锻炼身体,你就会变得更敏捷、更强壮、更灵活。

我们来说说时下大多数美国人的体型吧。按照医学标准，超过三分之二的美国成年人超重。这些不足为奇，据调查，每10个美国成人中就有6个从不参加任何加强体质的休闲体育活动。

要获得运动的好处，你不必成为像亚伯拉罕斯那样的游泳健将、珀兹尼亚库娃那样的长跑选手，或是像哈蒙德那样的九十岁年龄段的短跑精英。负重练习、走路、骑车以及慢跑都有助于强健心肺功能。

《美国心脏病学院杂志》上已刊登的心血管研究成果显示，随着年龄的增大，运动能力下降的原因主要不是因为心血管系统的衰老，而在相当程度上是由于平时根本不运动所造成的。经过六个月有计划的走路、慢跑、骑车以及拉韧带伸展练习，原先久坐不动的老人最终能够把传送氧气至工作肌群的功效提高到20～30岁年龄段的水平。简单地说，他们能够做很多事情却不感到疲乏。

上举和负重练习也不应忽视。体能训练有助于减轻许多疾病和慢性病的症状，比如糖尿病、肥胖症、背痛、抑郁症和关节炎。负重练习也能促使新陈代谢增强15%。塔夫特大学的一项研究对患有中、重度骨质疏松症的老年男女进行为期16周的强化训练，结果，他们的疼痛果然减少了43%。试验结果着实令我震惊。如此简单的长凳仰卧推举练习何以能够增加人的寿命？单是这个练习就可以扩展肋骨和胸腔，而且增加肺活量并减少老年人患肺炎的可能性。这非常重要，因为呼吸道疾病是老年人日益担忧的事情。事实上，我所访谈过的每一位专家都建议男女老年人都要做上体耐力练习。由于它能防止年老时患上肺炎，因此，单这个练习就可以延长生命，有助于我们获得一种与众不同的有质量的生活。

再则，不要忘记加强你们的背部肌肉练习。我们的一生中有那么多的时间躺在电脑前，使背部承载着人类历史上从未有过的压力。让我们不要忘记这一现象。上举练习可以练就肌肉块和肌肉力量。体能训练也可以加强灵活性，促进平衡，保持骨密度，并预防骨质疏松症——这些问题困扰着约 800 万的美国妇女。一项针对绝经后妇女的研究发现，一周两次的上举练习会提高 75% 的力量、13% 的平衡、1% 的髋骨和脊椎骨密度。骨密度听起来也许不像什么大事，但是想想看，股骨骨折是护理院收容老人的首要原因。只有避免骨骨折，老年人才有更好的机会过着自理的生活。

运动的基本原则

即使你不想成为世界一流的 90 高龄长寿者，你仍可老当益壮，迈出矫健的步伐。哪怕你是一个终日懒散的人，你也不必像哈蒙德那样每天下午在健身馆刻苦地训练冲刺和完成其他练习。我们大多数人不必到健身馆训练，在日常生活中就可以从极其简单的日常行为中充分受益。下一次，走楼梯而不是坐电梯。我们要在久坐的人生中去寻找更多的方法来保持身体的活力。

如果你刚刚开始打算训练，你应先向教练咨询，再开始训练计划。你也许可以考虑在健身房雇一个教练教你使用训练器械并且弄清楚每台训练机应增加多少负荷。通常来说，你应该找一个合适的负荷，使你能够连续保持每组动作能做 8 ~ 12 下，间隔两分钟后，再做一组上举运动。如果你能每组举起 12 次以上，你应该考虑加码。如果有一组不能连续举起 8 次的话，你应该考虑减码。

如果你才开始打算举重练习，而且更喜欢在家而不是健身馆练习，那就买两个小哑铃。你可以进行肱二头肌卷曲和上举练习。你也可以抵着墙壁做“对墙俯卧撑”，你还可以利用家中的台阶来做单脚轮换跳台阶的股四头肌练习。抓住椅背，每次侧抬腿，也是一个日常健身的好练习。

举重练习之前要先热身。通常来说，这里有一条规则：从预热大块肌肉群开始，再进行小块肌肉的放松。上举时，你应该做一个平滑的流畅动作，而不是猛然上举。为避免受伤，上举时你也可以数 1、2、3、4，以确保你不再猛推。不要忘记呼吸，上举时要呼气，复位时要吸气。记得要慢慢放下哑铃。年纪轻的人在做这种练习时要注意，每两次训练之间需要让每个肌肉群有 24 小时的恢复。年长者做这样练习时，每两次训练之间的间隔应该再加一倍的恢复时间，即需要 48 个小时才能再做同样的肌肉群练习。

有氧健身练习能降低像心脏病、糖尿病、骨质疏松等慢性病，以及乳腺癌和结肠癌的风险。有氧练习包括走路、慢跑、骑车、游泳、瑜伽和普拉提训练。其实，不管是什么活动，只要能促使你增加肺活量和加快心脏跳动就行。

每周应有规律地运动 3 ~ 5 次。你应该使运动成为日常生活的一部分，把运动看成同吃饭和睡觉一样重要。不要让运动成为你计划表上头一条被删除的活动，哪怕是公司里要进行“火警演习”或者家中有急事。把你的生活看成是马拉松，运动只是“长距离赛跑”中的一个重要路程。如果你花时间去运动，你会真正感到工作更富有成效，家庭生活也更有活力。

大体上来说，锻炼身体会减少压力，并保持更加健康的体态；同时，也能降低胆固醇、血糖和血压。运动还能有助于你获得良好的睡眠（只要你不是在很晚的时候做运动）。

获得动力

如果你动辄就会耽搁运动的话，就找一个锻炼的同伴、参加骑车俱乐部，或者报名参加健身训练营。朋友间的情谊和同辈的压力会成为很大的动力。从身体日趋健康中给予和获得激励会使运动成为一种享受——一种企盼的东西而不是必须去完成的一项任务。

激发自己去运动的另一种办法就是，即使你还未准备好，你也可以从现在开始，报名参加为期一到两个月5～10公里的公路赛。这是一个宏伟的目标，让你走出家门，接受一个更健康的生活方式。给自己设定一个锻炼身体的目标，你会惊奇地发现，更健康的膳食自然就会随之跟上。如果你要跑10公里，你还会吃一些垃圾食品吗？如果你不知道如何进行训练赛跑，就到网上去查一下。你上网就能查找到许多不同的以一星期为周期的训练模式，它们提供你任何距离的跑步计划。重要的是要开始起步训练，然后不断地去挑战自己。

哈蒙德说，他的常规健身也是从最简单的方式开始，然后循序渐进地达到他现在所需要的那种训练强度。一个人打算开始常规健身再晚也不嫌迟。记住，哈蒙德直到80多岁才开始真正训练。当然，你越早开始正规训练，你就越能保持健康。充满活力的生活和健康长寿的生活之间有着显著的联系。你的身体不仅会更健康，你的头脑同样也会更健康（第五章将对此详述）。医学上还没有哪条定律能像运动与健康的关系那样确定。此外，如果你投入时间和精力去锻炼身体，你就肯定会增强力量、耐力和柔韧性。

任何才开始有塑身计划的人都需要记住，一开始要缓慢，不管器械的第四档有多么诱惑，如果开始太快肯定会导致受伤。你的期望也应该理智。期望太高、太早当然会带来失望。那就是说，设定一些具体的可衡量的目标是一个好主意。如我提到的，这些目标应该是合理的。不要将目光放在难以实现的高度上。不管我训练得多辛苦，我不可能突破四分钟跑完一英里的速度。目标不仅包括你运动的频率，也包括你想达到的短期和长期的体育成绩。体育目标也许是走一小时路或 10 分钟跑完一英里。目标也可以是某种功能性的任务。比如，你也许想走完高尔夫球场上的所有 18 个洞，或走五层楼梯到自己的办公室。记住，进步是一个渐进过程。在身体运动能力上，不会有一蹴而就的好事。

你知道，当我写这本书同时倾听哈蒙德的故事时，我的灵感也受到了他的激励。我的常规锻炼总是非常简单并与生活保持一致。我有一条 90 磅重的维德玛猎狗。每天早晨我带上它跑四英里，以促使它保持身体强壮。我也会每隔一天做一些适度的负重练习。我感到身体状况很好，但我觉得自己就像是在机械式地运动，而不是真正地在追求生命的健康。因此，在受到哈蒙德的新启发之后，我就决定制订完成半个马拉松的目标。像哈蒙德那样，我享受为目标而努力的快乐。我遵循这本书中的劝诫，再加两个训练项目，即加强有氧训练和负重训练。因为我发现，我的训练既有功效又有乐趣。当我持续增加跑步的英里数时，我的电视台同事几乎立即告诉我，我看上去既强健又年轻。我在不到 2 小时内实现了我的抱负——完成马拉松一半的赛程。现在，我更严格地发奋训练，并使之成为我生活的一部分。

不过我也了解到，在锻炼的同时你应该注意自己的身体，尤其是当你训练感到疼痛的时候。如果慢跑时感到膝盖受伤，那就要歇下来。你可以代之以游泳或用极为简单的器械来健身。甚至60岁时还被医生称为身体“一级棒”的布什总统，也不得不从7分钟一英里的长跑转换到骑车和使用低冲击度的器械，让关节得以休息有助于复原。不过，你不能将疼痛作为借口而停止运动。你应该寻找新的有创意的方法以保持身体健康。

许多人害怕去健身馆，尤其是近来缺乏锻炼的那些人。你不一定非要去健身馆才能得到良好的训练。疾病控制与预防中心对不同运动做了代谢消耗的检测。他们所发现的结果也许让你吃惊。爬楼梯要比打双人网球更耗体力。从新陈代谢上看，在花园里铲土比打高尔夫球更有挑战性。

你可能听说了只要每天走半小时就能对你的心血管健康带来奇迹。但你可能不知道的是这种好处会大大延伸到心脏和肺，给你带来健康的感觉。你会健康到每一个细胞。你的线粒体，即你细胞的发电厂会更强壮。专家们建议，大半周或全周都要做加强呼吸的运动。即使你身体健康，很少看病，你还是应该进行强度大的运动，运动强度是以你感觉到讲话困难为度，但不是达到你连话都说不出的地步。

一旦适应了基本的常规运动，你就可以把各项运动结合起来。第一天做短距离的快步走，第二天就做较慢的长距离步行。试着用自行车或用极简单的器械练习。我认识的一个教练喜欢这样说：“每天给你身体一个惊奇。”

伸展运动也很重要。随着年龄的增长，我们通常变得不太灵活。只有通过伸展运动才能保持我们的各项正常活动。哈蒙德说，他在训练肢体伸展运动方面下的苦功和为比赛而做的训练一样多。这是个聪明的决定，不仅有利于他成为世界纪录的保持者，而且有利于他日常的身体健康。伸展运动也有其他的好处。睡觉前做些轻微的伸展练习似乎有助于某些人的睡眠。再则，练习瑜伽也不仅可以减少自身感受到的压力，而且可以降低体内应激激素的水平。

起来运动吧，懒虫

如果你是连运动都未曾想到过的那群人中的一员，那并不意味着你就不能获得健康。

有许多活动能促进肌肉、肺和心脏。比如，只要有可能就多走路，而不要开车。走楼梯而不要乘电梯。去耙树叶，去做园艺，去跳舞，去骑车，去滑雪。我们生活在一个事事都很容易做到的社会。我们可以一天中什么运动也不做。我们不假思索地乘坐电梯、云梯和汽车，我们不自觉地这样生活着。选择那种更花力气的生活方式需要你做出理智的决定。这是一种新的思维方法。下一次你通过云梯上一层楼时，闭上眼睛想象你在爬山，动用每个肌肉群，从小指屈肌到大腿伸肌。詹姆斯·哈蒙德让我们懂得，我们有太多的人只是每天做一些常规运动。我们没有尽力挑战身体，也没有让新的练习带给自己惊奇。我们满足于每天的踏步机练习，有氧训练也处于停滞不前的状态，也从不改变新陈代谢或者增加核心力量。如果你尝试一些改变，那你就能得到很大的收获。哈蒙德在 80 多岁和 90 多岁期间没有缺少运动，也就没有遭受相关的心脏、肺、骨骼等疾病的烦忧。相反，他的生活充满各种新的稳定目标，并且刻苦锻炼。像多数人那样，哈蒙德已将常规的身体训练纳入生活中。哈蒙德从不抱怨运动有多辛苦,相反,他不断寻找方法去做更多的练习,从而让自己变得更强壮一些。最终,他能在80多岁时从运动中得到快乐并成为世界级的运动健将。哈蒙德给我们展示了一条与众不同的追逐生命的健康之路。的确,你不必去充满竞争性地跑100米冲刺,但是,你今日又能做什么才能够像哈蒙德那样生活得更幸福长久呢?好好温故一下我本章后面的“呼叫谷普塔”栏目里归纳的几个主要注意事项。

我认识到,当我周游世界、与人谈论长寿秘诀这个话题时,几乎每个人都有一个共同的关注:没有灵活思维的长寿意味着什么?这就是我们要去的下一站。当我向你提供一些让你在保持身体健康的同时也能保持思维灵活的简单方法时,你一定会惊奇不已。

呼叫古普塔医生

- 尝试新的训练项目,每天让你的身体有一个惊喜。
- 挑战极限。获得长寿是一项艰难的工作。去做一些强度大的锻炼来挑战自己。
- 确保现在就开始做上体训练,上体运动能让你增寿。
- 要做伸展练习,花在伸展运动上的时间要同其他的锻炼一样多。这会让你拥有良好的身体。
- 不要忽略锻炼,即使在你赶路的时候。
- 每天要锻炼。没有时间锻炼吗?那么就走楼梯、将车停远点、耙树叶,或者用真空吸尘器打扫卫生。

健脑才能长寿

随着年龄的增长，一些神经元会萎缩。老年人的健忘既令人受挫又令人害怕。所幸的是，科研人员每年都会有新的发现。

卡克·奥祖哥教了一辈子的英语。他正在鳕鱼角法尔茅斯的一个教室里上课。突然，他心脏骤停，瘫倒在地。护救人员冲到现场，经过一番努力，最终将他从死亡线上拉回来。由于耽搁了宝贵的几分钟，由此而造成的缺氧使奥祖哥遭受不可逆转的脑损伤，损害了他大部分记忆，还阻止他形成新的持久记忆。

奥祖哥的生活如今永远停留在现在这一时刻，但他依靠幽默感和荧光笔去面对令人沮丧郁闷的生活。因此，他还能记住他想要给妻子玛丽·安读报纸上的几篇文章。他也将自己面临的状况写成诗集。有一行诗尤其令我感慨：“我的记忆就像雪花，轻柔的、微弱的雪花让我得到片刻的慰籍。”

奥祖哥认为自己能活下来是很幸运的。医院的医生们曾告诉他的妻子他活不下来。他说他觉得和妻子以及两个儿子在一起的日子让他很开心。但是，他仍然生活在如他诗集中所描述的一片永无尽头的空白之中，常常是电话还没挂下就已经忘记别人在电话里对他说的话了。

尤其让人害怕的是，除非有现代医学干预，否则我们中的许多人都会遭受类似的记忆缺失，尽管是因为另一不同原因——阿尔茨海默病，即老年痴呆症。按照老年痴呆症协会的说法，当你65岁时，你就有10%的概率患这种病。到了85岁以上，得这种病的概率增加到50%。有些医学研究者们相信要是我们都活得足够长的话，我们当中谁都免不了生这种病。

老年痴呆症是美国3 500万名65岁及以上的老人（这是美国历史上老人人数最多的）中得痴呆病的最常见病因。据统计，有450万美国人患有老年痴呆症。每年有10万人死于由该病引发的并发症。随着50年代出生的人进入老年期，这个总数还将上升，患老年痴呆症的数字也将随之上升，除非医学上有突破性的干预。根据全国衰老研究院的预测，按照目前的速度，预计到2050年的时候，老年痴呆症病例的数字会是原来的三倍。

对我们这些50岁不到的人来说，所幸的是，研究者们对脑部的工作状况、记忆的形成过程以及如何阻止老年痴呆症患者脑部形成的那些能够导致记忆缺失和痴呆的受损斑和缠结等情况，每年都会有进一步的认识。

让人们进入金色年华之后忧心忡忡的并不仅是老年痴呆症。甚至在健康的老人中，记忆力下降也是生活中需要面对的现实。随着年龄的增长，对学习、记忆和其他高级功能十分重要的一些神经元将会萎缩。结果，当我们一年比一年衰老时，我们就有可能更难记住别人的名字，也难回想起汽车钥匙放在哪里，或者汽车停靠在什么地方。这种"老年人的健忘"既令人受挫又令人害怕。当然，部分的害怕来自于自己不能确定这种健忘症究竟只是无害的一时疏忽，还是老年痴呆症的初期症状。

记忆缺乏是如此让人气馁，因为在许多方面我们就是记忆的总和。

记忆决定我们是谁。记忆将我们与过去、家人、朋友以及影响我们生活的大事，如一生中所要经历的婚礼、出生、死亡、成功和失败联系在了一起。记忆也教导我们，让我们明白人情世故。如果我们没有了记忆，我们就不会学习。我们经历的总和，即我们的记忆，让我们了解世界，给予我们智慧。可以这样说，我们的一切智慧都是记忆的产物。因而，记忆不但是一个储存信息的仓库，而且还左右我们对未来的看法。因此，可以得出结论，期待和规划的能力依赖于记忆。

记住和忘记

记忆到底是什么？我们趋向于把记忆想象为某种神经资源库或相册之类的东西。

当我们想要回忆某一具体事件时，比如，一场婚礼或一次生日，我们就挑选包含有那些记忆的一本书或一套相册。但是，那并不是记忆真正的工作方式。加州大学的詹姆斯·麦高富教授从许多方面来看都堪称是美国记忆研究之父。他告诉我，人的记忆就像一张网，当我们想要回忆起一件重要的事情时，我们就会从网上拉起许多不同的绳线。与婚礼有关的图像来自头脑的一部分，而味觉来自另一部分，声音、情感记忆都来自不同之处。我们拥有的绳线或连接越多，记忆也就越强。

在一个展示这种结论的著名实验中，有一组受试者同时看了一批不熟悉的人的照片以及这些人的名字。第二组看了同样的照片以及这些人的相应职业。实验中，人名、职业与每张照片都对应同一个人。比如，第一组人看到某个人，其名字叫贝克（Baker），另一组看到的那个人其职业是面包师(baker)。第一组的人看到的人名叫波特(Potter),而另一组则看到这个人是陶罐师(potter)。然后分成不同的两组再看这些照片,并让他们回忆相应的名字和职业。根据先前给予不同组的信息,更多人记得的是职业而不是名字。这叫做Baker/baker实验。

你自己也许也有这样的体验,当你碰到一个你好久不见的普通熟人,你能记住这个人的一切——他的工作,有几个孩子,你最后在哪儿见到他。但是,你却记不住这个人的名字。为什么会是这样呢?

在Baker/baker实验中,受试者更可能记住某个特别的人是一个面包师而不是一个名叫贝克的人,这是因为职业会在脑部产生联结。我们能够联想到面包烘烤、品尝面包,还回忆起我们在面包房的经历。而"贝克"这一名字不会让人有同样强烈的联想(当然除非我们认识另一个也叫"贝克"的人)。普通熟人的例子以及生活中的许多事情也都是同样的道理。

事实上,我们每天都会过滤掉大多数看到的东西。通常,这些细节甚至不会印在脑海里。我们每天都能看到极平凡的事情,甚至不会去注意它。你可以把人的头脑比作一个过滤器,允许几乎所有信息进来,然而却没有留下任何记忆地又出去了,而不是像一个海绵,只管把这些信息吸满。如果你不相信我的话,那就再拿一分硬币做个例子。你无疑已上千次看过一分硬币了,也许还不止上千次呢。那么林肯的额头朝哪个方向,你还记得吗?硬币上面还有其他什么图案呢?是"自由"这两个字还是"我们相信上帝"这几个字?你不会记得,因为硬币太普遍了。它那么不起眼,那么容易忘却。这只是我们日常生活中要接受的数以千万条琐事中的一件。如果我们能记住每一件事情——有些人的确能做到,结果却很惨——我们会被细节搞得不知所措,也不可能做个正常人了。我们都善于提取经历中最精彩的东西。我们就是这样学习的。我们也许并不记得我们穿着什么颜色的衬衫,也记不得一周的某一天,但我们可能会终生记得孩童时被蜜蜂蜇过,或第一次骑自行车的经历。

人的大脑在不断地观察着不同的东西或不寻常的事情,而情感记忆与非情感记忆相比更为强烈。记忆就是储存信息然后当你需要时又可追溯的一种行为。这听起来简单,但是,我们当中有多少人从未忘记过在购物中心的停车位置或在机场的停车位置呢?通常,我们当时不会在意。记住某件事的第一步就是确保你真正地注意到它。

记忆训练

哈哥伍德认为,记忆就像肌肉一样是需要我们训练的。哈哥伍德的故事就是一个很好的例子。

斯科特·哈哥伍德是美国连续四年的记忆冠军获得者。他飞到亚特兰大教我一些他的助记技巧。比如,他曾经被考问他刚刚认识的4个或6个或8个人的名字。哈哥伍德总是情绪高昂,总是记对名字。他是这样做到的:当有人向他介绍某人时,他努力想起他所认识的同名同姓的其他人,然后记住新认识的这个人身上某一个突出的外表特征。通过这个方法他能将名字变得不那么抽象。如果他认识一个叫贝克(Baker)的人,他就会想起另一个他所认识的同名人。他也会勾画出这个人是否有一缕翘着不易压平的头发或是否长着一个鹰钩鼻——某种便于视觉记忆的、区别于他人的外表特征。斯科特记忆这样的情景时不会出差错,但他并不总是有这个能力。

哈哥伍德在学校读书时成绩并不是特别好。他也没有天生的视觉记忆。哈哥伍德毕业于诺克斯维尔市田纳西大学,拿的是化学工程学位,但绝不是一个出类拔萃的学生。在校读书时,他背书也很费力,毕业时也感觉记忆力不够好。他喜欢说:“我不是工作棚里最锋利的工具。”

到了36岁时,哈哥伍德被诊断患有甲状腺癌。他知道化疗的副作用之一就是记忆缺失。哈哥伍德决定通过强化记忆训练来克服这个副作用。哈哥伍德拜读过一个名叫托尼·布赞的英国人写的许多关于促进记忆的书,然后开始用一叠纸牌来“训练”自己的记忆力。他保证每天花数小时来进行这样的强化训练。

癌症彻底治愈后,哈哥伍德在2001年决定参加美国记忆竞标赛。这是一个脑力奥林匹克比赛。比赛要求参赛选手们记住超常的一串数字、名字、一组脸谱、一首诗,以及其他记忆性的挑战。哈哥伍德获胜了,以后他又不断在这类比赛中获胜。事实上,他连续四年在该比赛中卫冕冠军。哈哥伍德现在出了一本书,书名为《记忆力:你可以开发出超常的记忆——美国大师向你传授记忆秘诀》。

我和哈哥伍德花了一个小时录制了关于记忆的纪录片。他向我滔滔不绝地解释了他和其他记忆高手们所使用的助记术。他们的技巧涉及将名字、数字、卡片或其他任何他们想要记住的东西转换成动态的图像,即各种经历。他们将这些动态的图像储存在脑海中关键的空间或其他熟悉的地方。这个理论就是,我们更有可能记住一个动态的图像,而不是卡片上的名字。比如,哈哥伍德会将红心纸牌四当作是一个兔子。

哈哥伍德说:“我能感觉到皮毛,我也看到兔须在动。我们的肉眼适应动态事物。心灵的眼睛也是一样。”在脑海里绘制一只兔子的图像要比努力去记“红心四”或者卡片上的图像更能在脑部造成更多的联结。研究表明情感记忆胜过非情感记忆,那么一个兔子所唤起的情感当然要比单纯的一张纸牌来得多。

如果红心四是哈哥伍德要记住的一组牌中的第一张,他会在脑海里将兔子放在自家起居室的一角。下一张牌他就搁在起居室的另一角。就这样,他能从脑海中调取任何一张牌,绝不会出差错。他还能倒着出牌,要做到这一点,他只需在脑海里把秩序倒转一下就行了。

哈哥伍德能在不到三分钟的时间里记住整副牌,还可以在一小时之内记住九副纸牌的顺序。他能在一小时里记住 800 多个数字的排列。观看哈哥伍德现场表演记住卡片的情景,真得会让你吃惊不已。我快速洗一半的牌,而他居然能重新按原来的次序整理好牌。接着他又试验我的记忆力。在大约 10 分钟的时间里,我记住了十张卡片。这个成绩虽不怎么样,但我觉得自己现在仍在采用他的助记术。“头脑就像肌肉一样”,这是哈哥伍德反复向我说的话。你应该像锻炼身体一样去锻炼你的头脑。哈哥伍德坚持认为,他的这种记忆天赋对于任何想要接受健脑体育的人来说都是可以获取的。

有趣的是,哈哥伍德说,他也会像我们一样忘记生活中的许多平凡事情。他每天会把车钥匙放在家里的同一个抽屉里,这样他就不会找不着钥匙了。哈哥伍德还开玩笑地说,当有人问他妻子,她和一个具有完美记忆的人生活在一起是什么感觉,她回答说:“我怎么会知道呢?”

顺便提一下,如果你想要记住你的车在大停车场停靠的位置时,你只需看清楚你所处的方位，然后记住这个视觉记忆。如果你停在 5B 区，那你可以在脑子里将 5B 想象成这样一个视觉记忆：有一只巨型的手伸出车外，手上的五个手指上各附着一个超大的蜜蜂（注：“蜜蜂”这一单词在英语中是 bee，与字母 B 同音）。图像越稀奇古怪，你就越有可能去记住它。

保护大脑

拥有记住名字或其他事情的能力是一回事，但是保持敏锐的思维和良好的记忆对我们享受老年生活更为重要。

怎样才能始终保持思维敏捷呢？毕竟，如果缺乏一个健康头脑的话，我们拥有健康的身体又有什么用呢？难道基因注定我们步入老年时头脑或是健康或是出现问题吗？如果可能的话，我们自己又该怎么做才能保护好头脑，不受老年痴呆症的困扰呢？

老年痴呆症的病名取自阿罗娃·阿尔茨海默，一位长期致力于脑部研究的德国医生。他在 1906 年 11 月给设在德国西南部的精神病学家协会做了一个讲座。这次讲座之后，他的名字与这种痴呆病联系在了一起。阿尔茨海默在对一位已死亡的名叫弗罗·奥古斯特的脑病患者的头部进行解剖时发现，这名患者的大脑皮层上有一种“特殊病变的大脑皮质”，阿尔茨海默在那次精神病医生会议上将它描述为一种不同寻常的疾病（精神病医生是一个过时的术语，现在用精神科医生代替精神病医生，指从事法律认可范围的人脑疾病研究专家）。这位 50 多岁的患者生前患有记忆缺失、失去方向感、读写困难以及出现幻觉等一系列病症，最后在慕尼黑一家精神病院去世。阿尔茨海默发现她的大脑皮层似乎比正常人的要薄。他也描述了这个以他名字命名的疾病的特征：脑神经细胞和神经细胞里的神经原纤维缠结，集结着 β－淀粉状蛋白斑。一年以后，阿尔茨海默的第二个病人进入慕尼黑大学的精神病诊疗所。这位精神分裂症患者 56 岁，名叫约翰 · F。

大多数人在年龄逐渐增大时，脑部都会产生一些斑点。但是老年痴呆症患者中，β－淀粉状蛋白斑首先会出现在负责记忆和其他认知功能的区域内。这些斑点的图例看上去就像脑细胞之间的马粪石。许多研究人员现在相信细胞之间斑点的聚集是脑部竭力使神经元摆脱有害的 β－淀粉状蛋白所做的拼死努力。科学家越来越认为斑块本身没有害处，真正的元凶也许就是一种叫低聚体的物质。这些低聚体是互不关联的小块状的 β－淀粉状蛋白。这种蛋白有时数量很少，有时数量很多。西北大学的研究人员提出，正是这些东西，而不是斑块，才是脑部真正的元凶，依附在脑部神经结合的一个关键部位，并且阻断神经元之间的传递。神经元无法传递了，最终就会死亡。当死亡的神经元达到一定数量时，脑部功能就开始衰退了。

阿尔茨海默在弗罗 · 奥古斯特脑部看到的神经原纤维缠结在神经细胞内呈扭曲的蛋白丝状。这些东西在健康的个体中不存在。这些大量的缠结由 tau 蛋白组成。在从神经元内部结构中被拉开后，这种 tau 蛋白在阿尔茨海默病患者的脑部逐渐集结增大。所有这些的最终结果可能就是造成细胞之间无法传递，再后来，就是细胞死亡。

阿尔茨海默病的第三个生理特征——这点连阿尔茨海默医生本人也没有注意到——是神经元之间慢慢失去联结，最终导致功能不正常，直至死亡。当脑部各区域的神经元都死亡了,这些区域也就萎缩了,就像某人丧失了活动能力的肌肉一样。

据估计,基因因素决定我们40%~80%的认知能力,并且影响到我们患阿尔茨海默病的风险。1992年,研究人员发现,通常缩写为APOE的某种叫载脂蛋白E基因,对阿尔茨海默病的患病风险产生影响。APOE∈4这种基因似乎增加了患该病的风险性。据报道,阿尔茨海默病患者中有40%的人是由于这种基因而导致的。尽管许多人也有这种基因,但没有逐渐发展成这种病。相反地,阿尔茨海默病患者中60%的人没有这种基因。几乎不常发生的APOE∈2基因也许可以起到抵抗这种疾病的作用,而APOE∈3这种基因似乎处于中立状态。

食品和药品监督管理局批准了一批药品用于治疗阿尔茨海默病。然而,这些药并非对所有患者都有效,而且即使有效,也不能阻止该病的继续发展,只能在数月内或数年内减慢病情加重的速度。但是,科学家每年在探索阿尔茨海默病和记忆的形成这两方面都迈出了巨大的步子。他们已经生产出可从根本上促进果蝇和老鼠记忆的化合物。制药公司现在正努力地将这一成果进一步开发应用到人类身上。

许多临床试验正在进行着,目的是检测几十种用于阿尔茨海默病和认知轻微受损的合成药的安全性和有效性。降低胆固醇的他汀类就是正在接受检测的一种新药物。这类合成药在临床试验中已显示出某种作用,可以减缓阿尔茨海默病的发展进程。结果是喜忧参半,因此,在获得足够的可靠数据之前,医生在治疗阿尔茨海默病时,对使用他汀类药物都还保持着非常谨慎的态度。眼下正是向获得更为可靠的数据做进一步努力的时候。

在写这本书时，两项大规模的多中心实验已开始，目的是检测可预防阿尔茨海默病的两种不同他汀类药物的疗效。另一项研究已发现，像布洛芬这种非类固醇的抗炎药与降低阿尔茨海默病的风险之间存在着某种联系。雷洛昔芬（Evista）是一种用于促进绝经后妇女骨骼生长的药物，也被认为与降低阿尔茨海默病的风险之间存在着联系。服用治疗骨质疏松症药物的妇女与使用安慰剂的受试者相比，出现这种认知能力轻度受损的阿尔茨海默病先兆的情况要低30%。然而，纯粹是为了预防阿尔茨海默病而去服用这些药物就显得为时过早了。

会有阿尔茨海默病疫苗吗？

今后我们也许能够获得阿尔茨海默病的免疫技术。虽然现在尚未有任何结果，但是，针对转基因老鼠脑部注射的抗体试验已成功地减少了淀粉状蛋白的聚结量，并且逆转了神经原纤维缠结的扩展情况。

所有研究的终极目标当然不仅仅是预防或显著地减缓阿尔茨海默病，而是目前科学上针对此病未能研究出的一些东西。也就是说，眼下不管怎样，我们得尽量减少使我们患上阿尔茨海默病的机率。如果你有这样的家庭病史，你尤其需要对可能增加患病风险的生活行为引起警惕，你需要尽可能创造一个能实际减少得病机率的生活方式。

坚持正确的生活方式

从孩提时代起，我们的生活方式就影响着我们是否能够减少患阿尔茨海默病的风险。即使是迟到的健康生活方式，也是为预防阿尔茨海默病而值得去追求的目标。

多一两年的无病无灾就能多一两年充分地享受生活。记住我们的目标：最大限度地延长生命，尽一切可能保持长久的身心健康。顺便提一下，阿尔茨海默病不仅深深影响了我们的生活质量，而且还会明显缩短我们的寿命。如果你已经70岁，并患了阿尔茨海默病，而且又是女性的话，你可以期待多活8年；如果是男性患者的话，你可以再活大约4年半。这个数字是同年龄未患阿尔茨海默病妇女寿命的一半，是同年龄健康男子预期寿命的三分之一。

加里·斯莫尔医生是加州大学洛杉矶医学院老年学教授，也是该学院的记忆和衰老研究中心主任，同时又出版了几本关于如何健脑和增强记忆的专著。和其他专家一样，斯莫尔医生也提出这样的观点：脑部健康和身体健康是相关的。换句话说，一个健康的好身体很大程度上意味着头脑的健康。斯莫尔医生提倡锻炼，通过治疗和其他手段减少压力，进行脑部刺激的活动，同时配合以健康的饮食。他推荐地中海式膳食，这一膳食包括鱼、橄榄油、坚果、蔬菜和新鲜水果。这些东西放在一起能降低患心脏病和阿尔茨海默病的风险。

“一周吃一次鱼或每天走10分钟路，我们过五年再看看其效果如何。如果每个人都这样做，如果我们的假设成立，我们就会在五年内使美国减少100万人的发病。”这是斯莫尔医生在一次采访时对我这样说的。

深海鱼，如鲑鱼(即大马哈鱼)、大比目鱼、鲭沙丁鱼和鲱鱼，都含有Ω-3不饱和脂肪酸和二十二碳六烯酸(DHA)。二十二碳六烯酸参与一系列的脑部活动，包括许多与神经细胞沟通相关的活动。科学家认为，二十二碳六烯酸有助于保护大脑中的细胞不受到阿尔茨海默病的侵扰。在老鼠身上，二十二碳六烯酸似乎抵抗住了β-淀粉状蛋白的产生、聚集和毒性。

由于二十二碳六烯酸含量高的鱼类还可能含有汞、二恶英和多氯化联二苯金属，因此，一周吃一次以上这些食物可能有危险。另一种选择就是服用从海藻中提取的Ω-3补充剂。第三种选择是吃鸡蛋，这种鸡蛋是用像亚麻籽这样二十二碳六烯酸含量高的饲料喂养的母鸡所生出的。二十二碳六烯酸含量高的鸡蛋比标准鸡蛋更贵，但口味一样，而且是补充Ω-3不饱和脂肪酸的另一来源。

水果和蔬菜似乎也有帮助。有一项研究十多年来跟踪调查了13 000多名老年妇女。结果发现，吃绿色、带叶蔬菜最多的人在认知能力下降趋势上，要比蔬菜吃得最少的人缓慢得多。在胡萝卜和其他水果、蔬菜中发现的维生素C、维生素E以及β-胡萝卜素也许有助于抵抗认知能力的下降，而维生素B_{12}和叶酸的缺乏也许会加快认知能力的下降。值得注意的事项：如同多吃鱼会有害处一样，吃太多的维生素E也会有危险。

饮少量到适量的酒也有可能会降低阿尔茨海默病的风险，而饮酒过度则会增加得病的风险。

研究人员正在探索使咖喱变黄的姜黄粉香料中的主要化合物是不是一种能够阻断阿尔茨海默病的有价值的膳食手段。几千年来,姜黄一直被用做抗炎药物,并且用来治疗因阿尔茨海默病而产生的神经退变过程中脑部可能出现的炎症。因此,使用具有抗炎效能的替代药也许可以起到作用,这显然是有道理的。一项针对老鼠的研究表明,姜黄粉中的姜黄素可以抑制导致阿尔茨海默病的淀粉状蛋白的聚集。针对人类的临床试验还处于研究之中。由于姜黄粉被用于食品之中已有很长历史了(大概是13世纪马可波罗访问亚洲的时期吧),因此人们对于食品中姜黄素的副作用的担心较少,对实验室里药品试验研制出的合成物所产生的副作用的担心则较多。研究人员开始研究姜黄素。他们注意到印度人得阿尔茨海默病、心脏病和其他几种癌症的机率要低些。这些低发病率随着印度人迁移到西方国家,并抛弃传统饮食结构后也就不存在了。这表明印度的这种抗病力不是源自遗传。

科学家就银杏碧萝芭具有提高脑力的功效做了大量的研究,但是,几乎没有证据可以证实这种很能招徕顾客的营养补充剂有助于加强脑部功能或预防阿尔茨海默病。

除了要注意食用健康食品以外,如果我们想要保持脑部健康,还要注意回避许多种食品。这些食品包括:反式脂肪酸,主要存在于油炸食品、加工烧烤食品和一些人造奶油干;饱和脂肪酸,主要存在于肉类和全脂奶制品中;人造甜味剂以及糖。另外,抽烟也会增加痴呆的风险。

来自专家们的告诫

美国阿尔茨海默病协会认为，想要降低患痴呆病的风险，就得治疗抑郁症，并且通过戒烟、控制血压、降低胆固醇和避免肥胖来控制过度紧张、糖尿病和心脏病。

膳食中如果含有许多脂肪，尤其是饱和反式脂肪，与老年人的阿尔茨海默病和其他认知能力的丧失相关。如果你在高脂肪饮食中再添加许多铜，那么得阿尔茨海默病的风险就会直线上升。

有一项研究跟踪调查了芝加哥65岁及以上的人群。根据认知能力测试显示，高脂肪、高铜含量的膳食结构导致那些人的脑部6年间的衰退程度与正常人19年的相当。有趣的是，在研究中还发现那些以含铜量高但非高脂肪为膳食结构的人，并没有显示出比正常衰退过程更快的迹象。

如果你不知道的话，我现在可以告诉你，像肝这种动物内脏和带壳的水生动物都是含铜量高的食物。其他含铜量高的食品有：坚果、瓜子、豆类、未加工过的谷物、巧克力和一些水果。推荐的每日铜摄入量是0.9毫克。单1盎司的肝就含有4毫克的铜；龙虾尾部含有2.3毫克铜。如果吃6盎司的烤花生，那就正好是0.9毫克铜的日摄入量。

如果你想采取降低阿尔茨海默病和痴呆症风险的生活方式，那就得锻炼。根据最近刊登在《内科档案》杂志上的项目研究所得到的信息，老年人如果一周至少锻炼3次，就比不太运动的老人患痴呆症的可能性要小得多。研究介绍，能见效的锻炼方式是走路、长途步行、骑车、有氧操和负重练习。研究没有显示锻炼可预防痴呆,但是坚持锻炼的受试者的痴呆症得病率要低三分之一。反过来,由机体功能差而导致患上痴呆症和阿尔茨海默病的风险系数可能增高。

休闲活动似乎也对降低阿尔茨海默病风险起着作用。这可能是因为这些活动是激发不断发展的智力和社交的来源。还记得冲绳岛长寿老人吗?阿尔茨海默病在冲绳岛老年人中的发病率是微乎其微的。冲绳岛人从事像园艺之类的休闲活动,并且一直到老都会建立牢固的社交网来保持与家人和邻里的联系。

长期接受教育也与中年或以上的人仍然能保持着良好的脑部功能有着十分紧密的关系。大学毕业生就比中学毕业生得阿尔茨海默病的可能性要低。

还有,有工作的人,尤其是那些工作要动脑筋的人,得阿尔茨海默病的可能性也似乎要低得多。工作可按其与数据、人际关系以及具体事务的难易程度来分类。从事数据工作的难度在于这类工作是否涉及到与脑力有关的税务工作,比如,计算和分析。从事与人打交道的工作,其难度在于这类工作是否涉及谈判、监督或其他具有挑战性的工作关系。从事处理具体事务工作的难度在于这类工作是否涉及到操纵物体、操作机械或其他精密技术。

罗斯·安德尔和詹姆斯·莫蒂梅尔在坦帕市的南佛罗里达大学一起利用瑞典双胞胎人口注册资料做项目研究。在这项持续进行着的研究中,安德尔和莫蒂梅尔从1万多对注册登记的双胞胎中,发现22对同性别的双胞胎中会有一个得某种痴呆病的原因是他们从事复杂度不同的职业。在21个这样的病例中,双胞胎中患痴呆的那个,所做的工作就缺乏复杂性。安德尔认为，对那些从事与人打交道的复杂工作的人来说，他们未来患痴呆症的风险似乎相对要小。

生活中总有一些情况会让你处于得阿尔茨海默的高风险之中，而大多数情况正是因为外部增加的压力所致。如果你一直未结婚、生长在单亲家庭或上面有3个及3个以上哥哥和姐姐，你得阿尔茨海默病的风险就大得多。孩童时期或少年时代受到身体或情感的虐待或丧失父母也会让你面临得病的可能。

法国有一项研究发现85岁及以上的已婚老人患阿尔茨海默病的风险要绝对比那些丧偶的同龄人、离婚的人或从未结婚的人要低得多。与城市相比，生长在郊区的人也与阿尔茨海默的低得病率有着关联。

从事探索生化与阿尔茨海默病之间关系的科学家已摸索出了许多可能致病的因素。研究发现，当氨基酸高半胱氨酸的指标高时，患阿尔茨海默病的可能性就增大。高半胱氨酸也与心脏病有关。氨基酸的各项指标可以通过叶酸、维生素 B_6 和维生素 B_{12} 来降低。此外，阿尔茨海默病与人到中年时因高血压而引发中风等风险因素也存在关联。研究者们还在研究阿尔茨海默病与糖尿病之间的潜在关系，糖尿病与包括阿尔茨海默病在内的各种痴呆症的较高发病率有着一定的关联。一项针对老年牧师、尼姑和宗教人士的研究发现，糖尿病患者有65%的可能会引发阿尔茨海默病。另外，两者还存在着生物化学的联系。在阿尔茨海默病中，淀粉状蛋白在脑部生成聚集。而Ⅱ型糖尿病也会产生一种不同类型的淀粉状蛋白，只不过是在胰腺部位。

锻炼大脑

除了膳食和锻炼，最新研究表明，我们还可以做些其他事情来改善命运，至少可以在很大程度上推迟这种可怕疾病的进程。我们可以锻炼我们的大脑思维，这可能没有什么新奇之处，我们都太熟悉“脑子用则聪，不用则废”这句话。

斯莫尔医生出任一家叫“记忆健康研究所”私营公司的医务部主任。这家公司发起了“大脑康复训练营”活动来帮助高龄老人激发他们的大脑思维。除了锻炼、改善饮食和减少压力外，参与者还进行文字游戏和其他健脑练习。比如，用另一只手写字，或者通过编造稀奇古怪的故事、将一串词联系起来的方式来练习记住一组词。

在一个为期两周的大脑康复训练营的测试中，斯莫尔医生和他所在的加州大学洛杉矶分校的同事们用 PET 扫描，测量 17 名测试者脑部的血流状况。14 天结束时，研究人员又做了一次脑部扫描。他们发现，与记忆和其他认知功能相关的脑部区域的脑代谢明显少了。斯莫尔医生在一次采访中告诉我，这表明，这些受试者在两周之内就恢复了更有效的用脑能力。个体受试者也报道说，通过测试，记忆力加强了，认知能力更好了。必须承认的是，这只是时间非常短的小规模研究。但是，大规模的研究常常表明，教育和激发大脑的生活方式似乎有助于我们预防因年龄增长而带来的脑功能衰退。

即使大脑生成阿尔茨海默病状的斑点或出现缠结特征，教育似乎还有助于抵抗这种疾病的侵袭。受教育更多的人可以不出现阿尔茨海默病状而仍活得长久。与其他患此病的人相比，他们表现的症状也要少得多。那就是说，受过教育的人即使得了这个病，也一直要到这个疾病从病理上说相当严重时才会感觉出症状。受过更多教育的人，他的大脑似乎能够补偿脑受损，可能是因为脑部最初的链接更强一些，或者因为大脑已采取了有选择的方式避开了受损区域。

人体解剖支持这些临床观察。芝加哥的拉什大学医疗中心阿尔茨海默疾病室的研究人员，至今仍在进行一项以40个宗教团体为观察对象的老年学研究。研究发现，越是受过正规教育的人就越是能够抵抗脑部组织中生成的更大的斑块。

PET显像研究分析发现了相同的结果，因阿尔茨海默病引发的损伤降低了脑部血流。阿尔茨海默病患者脑部的损伤越严重，其血流也就越低。你会发现患者的症状都一样——许多阿尔茨海默患者都经历类似的情况。但是在受过良好教育的患者身上，这种病症没有发生。就诊之前如果你是受过良好教育或有着很高的智商，或者你有一份极其需要动脑的挑战性工作，那么比起那些相同病情却未曾受过教育、且智商低或不是从事脑力工作的病患者，你的症状就要轻得多。生活中的活动，如阅读、旅游、散步、园艺、玩牌都似乎有助于大脑更好地对付阿尔茨海默病。

这种能力促使研究人员提出了认知储备这一理论。具有认知储备的人自然有多余的能力，这种能力用尽之后才会出现痴呆症状。具有认知储备的人就能够忍受大脑功能衰退前更多的脑损伤。这是因为，与没怎么受过教育、也就是没有认知储备的人相比，他/她的大脑网结构更有效，或者更灵活(或两者都有)。当然，并不是每个人都同意这种理论，但支持者拿出了许多依据来证明，一生中越用脑的人就越能预防痴呆症。

证据表明,几乎任何一种脑力工作或社交活动都是受益的,做得越多受益就越多。就预防阿尔茨海默病状或弥补相关的脑损伤来看,研究人员还得搞明白是否存在某一种脑力活动比其他活动更有效。

如果阿尔茨海默病研究还不够让你取出拼字棋来活动大脑的话,那就想想:认知储备似乎远不止能预防阿尔茨海默病,它似乎还有助于遭受损伤性脑伤病人的康复。雪利·阿·凯斯勒是一位斯坦福大学跨学科脑科学研究中心的资深研究员。她观察了25位损伤性脑伤病人的核磁共振图像扫描图。凯斯勒和斯坦福大学以及杨百翰大学的同事在研究中发现,不管受伤有多严重,脑子的大小和受教育程度是测量受伤后病人智商的一个很好预测器。这就表明受教育越多,脑损伤的脆弱性就越低。

凯斯勒认为,受过更多教育意味着神经有更高的可塑性。神经可塑性是人脑的应变能力。年纪越轻,神经可塑性就越强。任何人只要看到过一个小孩掌握一门外语有多快,就能理解这一点。但是,凯斯勒认为,神经可塑性从不停止运作。

如果正在读本书的你是一个守旧的人,你应该尝试不断接受新事物。要挑战你的思维。学会演奏一门乐器,学会一门语言,读读书、玩玩拼字游戏或解解数字难题。学习实际上能改变人脑中神经元的形状、大小和数量。你现在学得越多,以后大脑的抗损伤能力就越强。

凯斯勒说:“你可以一直学习。你学得越多,你拥有的储备也就越多。”这可真是个好消息。但是她又说,坏消息是我们需要在不同方面不断挑战自己。只是不要每天做同样的脑力活动,要做许多不同语言和视觉上的富有挑战性的活动。如果你掌握了地方报刊栏目上的纵横填字游戏,那就去试试数独智力游戏(注: 18 世纪瑞士数学家欧拉提出的、近年来又风靡全球的一种智力游戏)。当你掌握了某一个级别的难度后,就请继续去突破下一个难度级别。

凯斯勒说:"挑战自己,不断去尝试学习更难的东西。在你对某件事已经得心应手时,你就该想着去做些你不太擅长的事情。"

再回到记忆冠军斯科特·哈哥伍德喜欢用的这个类比:健脑就像健身一样。如果你去健身房,你不会每天只做板凳推举练习,也不会每天推举相同的重量级别,你会使用不同的器械。如果你真的这样努力,你就会举起更重的物体。你要以同样的方式来加强脑力,确保你是每天在健脑——以新的方式挑战自己。追逐生命,就是如同对待身体保健一样,去保持思维敏捷、大脑灵活。变老并不意味着你得忘记过去或现在。

呼叫古普塔医生

- 用不同方式训练你的大脑。找出你难以解决的问题。你越挑战你的大脑,你的大脑就越灵活。
- 锻炼你的身体,因为这对你的大脑有益。
- 参与社交,尽享交谈的愉悦。
- 哪怕你是个守旧的人,也要学点新花样——你学得越多,就越能保护你的大脑。
- 确保获得足够的"健脑食品",例如:鱼油、维生素E、维生素B

和叶酸。

在你的饮食中添加姜黄粉调味品——这种调味品能预防老年痴呆症。

怎样避免癌症

尽管全球都投入到癌症的研究中，现代医学还是没能真正战胜癌症。不过，医学研究已经找到许多独到的方式来驯服它们。

理查德·尼克松总统在1971年的国情咨文中提出要向癌症宣战。尼克松希望美国的研究者能够积极地去解决这一令人头疼的问题，就像“二战”期间人们积极地开展曼哈顿计划、60年代又投入到奔月计划那样。国会响应总统的倡议，批准了国家癌症法案。这一法案号召人们在庆祝国庆两百周年，即1976年的时候，能够彻底战胜癌症。

任何曾经遭遇到癌症的人都知道，这个令人感到冷酷无情的疾病并没有在国庆两百周年消失，而且也没有即将消失的迹象。尽管人们不断地将成百万的美元投入到了研究工作中，尽管许多聪明人都来解决这一难题，也尽管全球都投入到癌症的研究中，现代医学还是没能征服癌症。科学家们还是没能发现癌细胞分裂的“开关”以控制癌细胞快速而又失控地分裂。

癌症仍然普遍，它每年袭击120万美国人，造成50多万人死亡。也就是说，每天有1 500人死于癌症。而且，根据美国国家癌症研究所的报告，有几种癌症的发病率正在上升。它们是：女性乳腺癌，男性前列腺癌和睾丸癌，皮肤恶性黑色素瘤，甲状腺癌，肾癌和食道癌。

虽然癌症仍是个杀手，但是如果我们认为研究者对于癌症的研究一无所获，那么我们就大错特错了。医学研究已经找到许多独到的方式来驯服这一被癌症病患者称之为“野兽”的疾病。医学研究者在治疗很多癌症疾病方面取得了很大进展。在1990年，癌症的总死亡率开始下降，并且每年下降1%。现在，许多癌症更多地被视为慢性病，而且很多以往被视为绝症的儿童癌症现在也都可以治愈。例如，当年尼克松向癌症宣战时，男青年睾丸癌的治愈率为5%，如今，治愈率为80%。在所有的癌症中，尼克松总统执政期间癌症五年内的治愈率为50%，现在已经上升到超过65%。前列腺癌、乳腺癌、肺癌和结直肠癌四种最为常见的癌症的死亡率正在下降。

如今，在美国有超过一千万的癌症幸存者。这意味着，每30位美国人中就有一位“驯服了野兽”，这一数字是非常惊人的。即便如此，进展还是缓慢得令人极其恼火。

这些都是未加渲染的事实和数据，它们对我们人类的精神创伤是不公平的，诊断出患有癌症不仅给患者本人同时也给他们的家人带来了痛苦和不安。

不再是死刑判决

作为一名神经外科医生，我见过最为致命的一种癌症：恶性胶质瘤。它是一种极为恶性的脑瘤，每年折磨着七千美国人。

恶性胶质瘤患者在五年内治愈的概率为3%，脑外科手术是治疗这些患者的第一步，紧接着是放射治疗和化学疗法。这些患者以及他们的家人，一听到诊断结果就会瘫倒在地。他们不会去计划退休或者制定其他长远计划，而是关注今年他们想做些什么或者是目前他们想做些什么。癌症通常会给人带来非凡的勇气。有时，癌症会使人们更加关注生活中的点点滴滴。我甚至听到过幸存者说，患上癌症是塞翁失马，因祸得福，因为癌症使患者重新安排生活重心，从而使生活变得更有意义、更加快乐。当然，没有人愿意患上癌症。对癌症患者的治疗安排是很严格的，而治疗的效果却差强人意。

2005 年，因为一部关于癌症的获奖纪录片《驯服野兽》，我在安得森癌症研究中心呆了一段时间。这是位于德克萨斯州休斯敦的一家颇具权威的癌症医院。安得森癌症研究中心进行的临床治疗比国内其他医院要多很多。在那里，用不了呆很久你就知道癌症对每个人都很公平。癌症患者中有富人，也有穷人；有白人也有黑人；有女人也有男人和孩子。没有人可以免受其难，即便是医生本人。

萨穆埃尔·汉森普旭·III 博士是安得森癌症研究中心的一位神经外科医生，因其慢性疼痛治疗而闻名于世。他不仅是位医学博士，而且还是位哲学博士，曾经在科学类杂志上发表过 100 多篇论文。目前，他已被当选为德州神经外科医师联合会主席。这位 51 岁的身穿牛仔靴、脚踏摩托车的德州人已经习惯于将生活管理得井井有条。然而，2005 年 5 月，这位医生的生活偏离了正常轨道，失去了控制。起先是头痛，右太阳穴悸动。于是，他使用了对乙酰氨基酚，暂时缓解了头痛。然而，头痛又开始发作。起先，他怀疑是耳朵出了问题，或者是晚上睡觉的时候可能磨牙了。然后，这位癌症专家开始担心自己可能患上了癌症。但他对这样的担心不予理睬，认为这是自己整天和癌症病人相处而产生的疑虑，是他自己的一种想象。于是，汉森普旭又恢复了镇定。为了证明自己只是在怀疑有病而并非真有病，他去找了一位颈项专家并且在另外一家医院做了核磁共振。不知怎么的，一张核磁共振片子悬挂在阅片灯箱上。他成了第一个看到图片的人，而他所看到的景象却成了他的噩梦。

“我能够清楚地看到那张片子，就像是在阳光下看到的一样。那是典型的恶性胶质瘤。”汉森普旭回忆道。然后，他查看了胶片上了名字，正是他本人。他简直不敢相信。怎么可能治疗恶性胶质瘤的神经外科医生自己患上了癌症？如果这是部拍成电视的影片，那么，评论家一定会严厉批评这部影片，认为不可置信。事实上，汉森普旭以为他在做梦——他想清醒过来。

汉森普旭回想当时的情景，说道：“当我看到片子时，我不停地揉眼睛，掐我自己。它就像一场怪异的梦，实在太可怕了。”不幸的是，这不是一场梦。这位既是医学博士又是哲学博士的萨穆埃尔·汉森普旭先生，在刹那间从一名医生变成了病人。不仅如此，他从一位替病人治疗恶性胶质瘤的脑科医生变成了需要外科治疗的恶性胶质瘤患者。

预先得知自己患有癌症，尤其是像恶性胶质瘤这样致命的疾病，是无济于事的。即便是一名整天和癌症病人打交道的医生，汉森普旭还是惊呆了。这位从八年级后就从未生过一天病的人现在不得不为自己准备手术，不得不面对难以确定的未来。

“我看见未来的一年就在我眼前闪现，”他回忆道，“我当医生是为了谋生。”汉森普旭以前曾经为恶性胶质瘤患者做过三十次手术。他很清楚手术面临的危险，也知道通过手术将整个肿瘤摘除的可能性很小。汉森普旭说，确诊后最艰难的一步是告诉他的朋友他患上了癌症。

“这是个巨大的打击，”他说，“有趣的是，通过他们的眼睛你可以看见他们在说,‘如果是我患上了癌症,该怎么办?’你唯一能做的就是把牌拿起来,然后尽你所能出好每张牌。”和其他患者一样,癌症也使汉森普旭成为了基督徒。他说,精神寄托在随后的艰难岁月里给了他很大的帮助。

汉森普旭知道手术过后将被询问名字、日期以及总统的名字,所以他在屋子的各个角落贴上了便条。他想重新控制自己的生活,因此,自己挑选了手术的日期和时间,以及手术的医师、助理护士、巡回护士、麻醉师。手术医生做了颞叶切除术。幸运的是,汉森普旭患的肿瘤所在的前颞叶不是主要部位。在神经外科中,这至少可以说是个好消息。由于这些肿瘤以及肿瘤的摘除会极大地影响语言和视觉,汉森普旭肿瘤所处的位置使得这种可能性变得很小。然而,恶性胶质瘤呈灰色,很难将它与大脑其他正常部分区分开来。而且,恶性胶质瘤通常还长有韧性触突,侵入并破坏周围的大脑组织。这些肿瘤是最难完全摘除的。汉森普旭顺利地通过了手术,四天之后,他甚至回到了工作岗位,参加了一次会议。一周之后,他和一名同事共同为一名疼痛病人主持了手术。

手术之后,汉森普旭一边进行疫苗疗法和化学疗法,一边开始工作。他说,他的这番经历令他对病人更加理解和同情。在汉森普旭被诊断出患癌之前,他就已经是位工作老练的人了,善于耐心倾听病人的讲述。如今,他更是加倍努力地工作,在患者做了测试之后尽可能快地把结果告诉他们,并且在安排计划时尽可能为患者提供方便。他还说道,他确确实实地认真倾听着病人述说他们正在经历的一切。汉森普旭说,作为医生,所谈及的内容都跟医学和治疗有关,而作为病人,谈的都是人生态度和人生目标。

他每月仍然在接受化学治疗和疫苗治疗,直到完成 24 个月的目标这些治疗才会停止。最近，他做了一次核磁共振，结果发现肿瘤已经消失。即便是疑似肿瘤也找不到踪影了。他还参加了5公里公路赛，为癌症研究募集资金；在一次600辆摩托车拉力赛中领头，成为另一场募集资金的总指挥。正是在一年前，当他参加完同一公路赛之后，他的头痛病开始发作。他手术后的目标就是恢复健康，再次参加比赛。

汉森普旭说："从各方面的情况看，我这一年过得不错。"汉森普旭认为，在尼克松总统向癌症宣战35年之后，形势正开始向有利于医学的方向发展。

"我们开始赢得这场战争，"他说，"这是场漫长的战争、艰苦的战争。"

汉森普旭认为，所有揭开基因和染色体秘密的艰苦工作现在开始有了回报。在他患病之前，他曾在华盛顿为负责卫生保健的国会成员做讲座。为了那次讲座，他准备了一份清单，列举了所有被认为与癌症形成和生长有关系的各种酶，这是经过全世界成百个实验室以及成千位研究者通过数年研究得出的成果。这是一份庞大的名单。所有这些辛苦的、甚至有时是令人沮丧的研究工作，创造出了大量的知识，从而揭示了许多癌症的化学路径。这些不断增长的知识不仅给医生提供了对癌症的更多了解，而且也为医生提供了治疗癌症的更好、更新的方法。

新的治疗方法

目前，医生可以利用分子靶向治疗技术来治疗许多癌症，以便替代化学治疗或者作为化学治疗的补充。

分子靶向治疗可以攻击肿瘤细胞的化学通道，阻碍细胞分裂和生长的能力。分子靶向治疗药物就像“微型炸弹”，阻止癌症的扩散，把对周围健康细胞产生的附带损害降到最低限度。而传统的化学治疗就不能有效地区别对待不同的细胞。它不仅能迅速杀死癌细胞，同时也能破坏周围其他细胞，例如：黏膜和骨髓。

一种被称为利妥昔单抗（Rituximab，别名美罗华）的抗淋巴瘤药物是在1997年首次投入市场的分子靶向治疗药物。接着有了其他分子靶向治疗药物来治疗乳腺癌、结肠癌以及其他癌症。现在，还有很多分子靶向治疗药物正处于临床试验阶段，用于治疗其他更多的癌症。

“这就像打出了一支全垒打，干得真出色！”汉森普旭赞叹道，“尽管目前还没有一种分子靶向治疗药物可以用来治疗恶性胶质瘤。”

对大多数的癌症患者而言，生活质量有了提高，但是对某些人而言，获悉患癌之后的生活质量仍然和当年尼克松总统向癌症宣战时一样糟糕。

我们无法排除患上癌症的任何可能，而且，随着年龄的增大，患上癌症的机率也随之增大。但是，还是可以采取一些步骤降低患癌的几率。

避免患癌

最新来自哈佛公共卫生学院和其他院校的数据表明，有九种人为可控制因素对全球三分之一的癌症死亡负有责任。这项调查已经发表在《柳叶刀》杂志上，这是英国一家很著名的医学杂志。

根据这项调查，吸烟人群和酗酒者首当其冲。其他致癌因素有：过于肥胖、不锻炼、水果蔬菜摄入严重不足、不安全的性行为、城市空气污染、民用燃料所产生的室内烟雾以及医院和诊所的注射污染。

这些是全世界范围内最主要的致癌因素。所幸的是，我们生活在美国，由室内烹饪产生的油烟以及注射污染是极为罕见的。此外，通过帕帕尼古拉乌试验（既巴氏早期癌变探查试验）检查可以降低由不安全的性行为导致患宫颈癌的可能性。不安全性行为会使人感染人类乳头状瘤病毒（HPV），从而导致宫颈癌。然而，在发达国家中，我们存在严重的过于肥胖、不锻炼、水果蔬菜摄入严重不足、酗酒以及吸烟的问题。

2006 年由美国癌症学会主持的一项关于致癌危险性和癌症预防的研究指出，改变生活方式可以减少美国一半的癌症死亡人数。试想一下，一半的癌症死亡人数！这意味着每年超过 250 000 的美国人可以避免死亡。这不是说患癌的病人应受谴责。我不想责备癌症的受害者。但是，如果你能降低患癌的可能性，那么，何乐而不为呢？

九种可致癌的不良生活习惯

吸烟

喝酒

过于肥胖

不锻炼

水果蔬菜摄入严重不足

不安全性行为

市区空气污染

室内空气污染

医院和诊所的注射污染

这九种生活方式中名列榜首的是吸烟，它使患癌的几率大增。香烟含有60多种致癌物。根据美国癌症协会的统计，2006年造成170 000癌症患者死亡的原因正是吸烟。吸烟可以导致多种癌症，并且占因癌症死亡人数的三分之一。吸烟除了导致肺癌，还与口腔癌、食道癌、胃癌、胰腺癌和膀胱癌等有关。

尽管通常人们都知道吸烟能够致癌，但五个成年人中就有一个吸烟。可喜的是，持续不断的公共服务活动、高税收以及其他方面的努力正使美国的吸烟人数下降。自从“二战”开始以来，人均烟草消耗量已达到最低。如果你有疑虑，我可以告诉你，在美国烟草生产基地肯塔基州，成人吸烟率最高，为27.6%；犹他州的吸烟率最低，为10.5%。

如果你吸烟，我并不希望你把这本书扔掉，然后陷入绝望。立即戒烟将会消除由吸烟导致癌症的危险。事实上，戒烟者的寿命可以比那些仍然吸烟的人长得多。能比他们多活多久呢？一项研究表明，如果你在30岁的时候戒烟，那么你可以比持续吸烟多活10年。研究还发现，即便你在60岁的时候戒烟，你也能多活3年。

毫无疑问，吸烟造成可怕的烟瘾，但是有很多有效的治疗方式可以帮助吸烟者戒烟，而且研究证实大多数的吸烟者都能戒掉烟瘾。戒烟的方式有：使用戒烟贴、口香糖以及其他替代尼古丁的产品、戒烟咨询、行为疗法和药物治疗。一些保险计划包含戒烟治疗，而且，到目前为止，44个州都设有为打算戒烟者提供的电话咨询服务。如果在戒烟的时候能同时使用上述的几种治疗方法，那么戒烟的效果通常会更高。

如果对于戒烟你还有一丝的犹豫，那么就请想一想，戒烟能让你大大的减少癌症痛苦和精神损伤。如果这也打动不了你的话，那就试想一下戒烟有可能使你和家人或所爱的人多共同生活几年。

对于不吸烟的人而言，二手烟造成患癌危险，尤其是对那些和吸烟者生活在一起的被动吸烟者。吸入二手烟的危害与吸烟造成的危险是相同的，尽管患病的几率略低。总的来说，由于推广了禁止在公共场所吸烟的措施，因此，近年来被动吸烟的人群正在减少。即便如此，如果你想降低患癌的危险，那就请避免被动吸烟。

事实与谣传

许多我们日常使用或者消耗的物品，从聚四氟乙烯到牛肉，从手机到人造甜味剂，从塑料到牛奶中的荷尔蒙，都含有潜在的致癌物质。

牛生长素

美国的大多数奶牛都注射人工牛生长素以提高产奶量。乳制品供应商、美国食品及药物管理局、孟山都公司以及制造生长素的公司都声称注射激素不会给健康带来威胁。批评者说，牛生长素，也被称为牛生长激素，可能会提升患上与激素相关的癌症的危险，或者造成胰岛素样生长因子1（IGF-1）水平的增高，而后者与结肠癌、乳腺癌和前列腺癌有关。出于对癌症的恐惧，人们转向有机牛奶，尽管贵很多，有机牛奶的销量反而上升。

尽管喝由注射过人造生长激素的奶牛生产的牛奶是否有问题尚未得出定论，然而，对牛生长素的担心是毫无根据的。食品及药物管理局要求孟山都公司检测牛生长素是否被消化或吸收，因为这将导致更为严重的后果。结果如下：大量服用牛生长素28天的老鼠没有显示任何吸收激素的迹象。而且，即使是因注射了牛生长素而导致胰岛素样生长因子1略微偏高的奶牛生产的牛奶被饮用之后，在人体转换成水平较高的胰岛素样生长因子1，这与我们人体自然产生的生长因子相比，患上癌症的可能是很小的。根据一项调查，我们得饮用95夸脱的牛奶才能等量于我们人体中唾液和消化道每天制造的胰岛素样生长因子1。我们日常饮食中缺乏钙所造成的长期危害显然大大超过乳畜群由于注射牛生长素所造成的危害。

乍一看，牛生长素和癌症的关系纯属海外奇谈。但是，欧盟的监管人员并不像我们美国的同行那样对牛生长素放心。欧盟禁止给肉牛或奶牛使用牛生长素，除非因为治疗的缘故。而且，欧盟还禁止从美国进口这样的牛肉，因为使用生长激素可以缩短牛从出生到被屠杀的生长时间（食草的牛尽管贵些，但是，脂肪含量低而Ω-3脂肪酸（Omega-3）含量高，并且含有共扼亚油酸。动物研究显示这些物质可以降低患癌的危险）。

谈到欧盟，我们知道欧盟的监管人员要求转基因食品都得贴有标签。日本、中国、澳大利亚和新西兰也都有这样的规定。人们普遍对转基因有机体心怀恐惧，因为它们添加了其他植物或有机体的基因，从而增强抗虫害能力或抗破坏能力，改善味道，或者提高其他方面的品质。尽管这种被称为“科学怪物”的转基因食品引起了恐慌，但美国癌症协会声称，没迹象表明转基因有机体有增加或减少患癌的可能。当然，相对说来，转基因有机体还是新生物，因此，尚未有对它的长期研究。

另一方面，迄今为止，还没有证据显示不使用杀虫剂或未经基因改造的有机食品能够降低患癌的危险。事实上，美国癌症协会并未将残留在水果和蔬菜上的除草剂和除虫剂视为致癌物。相反，根据这一非盈利性组织的调查，水果和蔬菜的摄入量不足的话，患癌的可能性就增大。

软包装肉制品还是熟肉制品？

大多数的午餐肉、熏肉、火腿和热狗都含有亚硝酸钠，这种防腐剂主要是用来保持肉的新鲜红润。在胃里，亚硝酸盐转变成亚硝胺，而亚硝胺是致癌物，使人增加患癌的可能。有趣的是，摄食蔬菜和水果可以起到解毒剂的作用，减少亚硝酸盐向亚硝胺转变。大量的研究证实，食用加工肉的人比不食用加工肉的人患结肠癌的比例高50%以上。但是，美国癌症协会认为，这种饮食习惯所造成的危害不如肥胖和不锻炼身体造成的危害大。如果亚硝酸盐给你带来的不安（事实上也的确令人不安），你可以购买不使用亚硝酸盐加工的肉。只要你仔细寻找，你还是能买到的。

谈到肉类食品的话题，我想到烹饪温度过高会产生致癌化学物这一事实。肉类食品（鱼肉或者禽肉）不管是煎、煮还是烤，都没有关系。但是如果温度太高，肉里头会产生被称为杂环胺络合物的危险物质。因此，要避免食用烧焦熏黑部分（烤蔬菜和水果不会产生相同的有害物质）。

当你使用烧烤炉时，应热量均衡、温度适中，不要让火焰触及烤肉。你还应该考虑将肉类在调味汁中浸泡或者将肉类切成小块，也可以事先在烤箱或者微波炉里加工好，最后再将它们放在烧烤炉里。

滴在煤炭上的脂肪也有可能产生含有致癌化学物的烟雾，这种被称为多环芳烃的致癌物可以附着在肉类表面。因此，当你烧烤时，应使用瘦肉块。同样，也不要戳或者按香肠和汉堡包，否则会使脂肪滴落到煤炭上，造成火焰骤燃至肉类上面。

人工增甜剂

自从1969年美国食品及药物管理局禁止使用环磺酸盐以来，人工增甜剂就给人们带来了很大的焦虑。当时的研究将增甜剂与膀胱癌联系到一起。如今，环磺酸盐仍然受到禁止，尽管追踪调查并没有发现它与癌症有联系。市场上诸如糖精、阿斯巴甜甜味剂等其他糖类替代品也一直受到许多的科学调查。

国立癌症研究所曾调查过50万美国人，对喝减肥汽水等含阿斯巴甜饮料的人群与不喝这些饮料的人群进行了比较。这些含有阿斯巴甜的饮料有NutraSweet，Equal和Canderel。这项于2006年公布的研究显示，喝含有阿斯巴甜的饮料不会随消耗量的上升而增加患淋巴瘤、白血病或者脑瘤的可能。这是迄今为止对饮食和癌症之间的关系所做的最大的一次调查研究。2006年，欧盟也同样证实阿斯巴甜不会增大患癌的危险。

阿斯巴甜在25年前就投入市场，不仅用于饮料中，还用在数千种产品中，例如：口香糖、酸奶，甚至其他药品中（奇怪的是，最近的一项调查表明，如果喝的软饮料越多，越有可能增加体重，而喝软饮料的最初目的却是要减肥）。

在20世纪70年代初，人们利用试验鼠研究糖精和膀胱癌之间的关系。这项研究促使国会通过议案，给食品加上警告标签：“使用该产品可能对健康有害。该产品含有糖精，动物试验显示糖精能致癌。”然而，对人体而言，食用糖精是不会带来癌症威胁的。人口研究并未显示强有力的证据说明糖精与膀胱癌有关。国会于2000年将警告标签去除。同年,美国国立卫生研究院下属的美国国家毒理学规划处也将糖精从致癌可疑物名单中剔除。

食品及药物管理局许可的糖替代品有三种:阿尔适尔芳钾(也被称为乙酰磺胺酸钾、安赛蜜、AK 糖),三氯蔗糖(也叫善品糖),以及纽甜——一种流行于澳大利亚和新西兰,刚在美国上市的甜味剂。研究表明以上三种甜味剂不会对健康造成任何损害。

如果你有疑问,可以告诉你甜味剂不会像蔗糖那样被人体很好地吸收,这意味着它们不会产生或者只产生很少的热量。而且,它们比蔗糖要甜很多,因此不需要使用过多(粉末状人工增甜剂的制造商利用葡萄糖或麦芽糖糊精使之膨胀,因此体积和蔗糖差不多)。但是,尽管人工增甜剂获得了一张健康安全证书,我们也不能走极端。正像我们消费任何东西一样,应该遵循适量的原则。

手机

当听到约翰尼·科克伦死于脑瘤的消息时,我的第一个想法是这位著名的辩护律师每天都有数小时是在用手机打电话。我周围许多朋友都有同样的感觉,认为长时间使用手机会对身体造成某种伤害。毕竟,长时间把一个电子仪器放在耳边怎么看也不像是种对健康有利的生活方式。然而,这些担忧是有道理的吗?有没有科学依据呢?

大量的研究都曾调查过手机的使用是否会增加患癌的可能。公众对此关注也在情理中。毕竟,手机确实可以产生微量辐射。全世界有 1 亿人使用手机,哪怕手机的危害只有一点点,也会涉及许多人。

迄今为止,几乎所有的研究都没有证实手机与癌症之间有联系。只有一部分来自瑞典的研究显示,大量的、长时间使用手机可以导致一种称为听神经瘤的脑瘤，这种良性神经瘤生长在大脑与接听手机的耳朵之间。但是，随后的研究并没有证实使用手机和这些听神经瘤有关系。

美国癌症协会认为，各项种群研究一致表明“使用手机与脑癌之间没有必然联系”。世界卫生组织认为手机“不太可能会减少或者促使癌症的发生”。欧洲癌症研究院的研究者说，在使用手机的头十年中，没有明显患听神经瘤的危险。但是，研究者们没有排除长期使用手机会导致患癌的可能。

英国政府已经敦促公众采取“预防措施”，并且建议手机使用者打电话要简短。同时，英国的指导手册还建议，未满 16 岁的儿童仅在必要时打电话；这一建议似乎是一厢情愿。

记住，手机还是一项较新的科技，因此，长期使用手机是否会对人体会产生危害还尚未知晓。

使用手机最立即的危险是在开车时会导致分心，即使司机开的是自动档汽车。科学证据是显而易见的。当你一边开车一边打电话，造成车祸的可能性就会大大增加。

食物和塑料

也许你曾收到过邮件，提醒你使用塑料容器或塑料薄膜加热食品时造成的危害。这些危言耸听的消息在互联网上广泛传播。但是，微波炉塑料用品是否真的会产生致癌物二氧(杂)芑并且渗透到食物中呢？回答是否定的。原因在于这些塑料里头没有二氧(杂)芑。另一种说法是，二氧(杂)芑可以渗透到冰冻塑料瓶里的水中。这一说法也纯属子虚乌有。

这真谢天谢地。二氧(杂)芑被视为人类制造出来的最有毒的化合物，与肝损伤和肝癌有关。我们大多数人的体内都有一些二氧（杂）芑，但都是因为食用吞噬了污染物的动物而造成的。我们人体内还含有其他的化合物。大多数微量化合物对人体不具有危害。

让我们来仔细看看一直受到科学与立法关注的两种化学物：邻苯二甲酸盐（或酯）和双酚 A（酚甲烷）吧。

邻苯二甲酸盐（或酯）可以用来使塑料和乙烯基材料柔韧性更强，气味和颜色更持久。它们被广泛使用在化妆品、医疗设备、雨衣和玩具的生产中。邻苯二甲酸盐（或酯）是动物致癌物，科学家还说它们有可能破坏人体荷尔蒙。由于接触邻苯二甲酸盐（或酯）对儿童更为不利，因此，美国和加拿大禁止在生产婴儿奶嘴、出牙嚼器和其他塑料玩具中使用邻苯二甲酸盐（或酯）化合物。2005 年，欧洲议会投票表决永久禁止在所有儿童玩具中使用三种邻苯二甲酸盐（或酯）化合物，并且禁止三种以上在儿童嘴里玩的使用邻苯二甲酸盐（或酯）化合物制造的玩具。

双酚 A 是生产坚硬、透明塑料的成分，广泛使用于自行车头盔、太阳眼镜、水瓶、水杯、微波炉烹饪用具以及其他制品中。有研究表明，一些双酚 A 会从食物或者使用频繁的饮料容器中渗漏。美国塑料委员会反驳这一说法，认为双酚 A 含量非常微小，“对人体健康不构成危害”。专门评定食品和饮料容器安全性的美国食品及药物管理局也赞同美国塑料委员会的看法，在其官方网站上声称，双酚 A“基于本局所有的信息完全属于安全范畴”。同样，一份基于 2002 年至 2006 年间进行的 50 项研究所发表的评论认为：“没有强有力的证据可以证实这种假设——摄入微量的双酚 A 对健康生育和成长不利。”

并非所有针对双酚 A 的信息都对它有利。与邻苯二甲酸盐(或酯)一样,双酚 A 被视为一种内分泌干扰物,化学结构与雌激素类似,会对内分泌产生干扰,增加患乳癌或前列腺癌的危险。最新的一项研究发现,在试管中,双酚 A 加快乳腺癌和卵巢癌细胞的生长。另一项老鼠实验证实,较早接触双酚 A 与前列腺癌有关。当然,在实验室里或在老鼠身上做试验得出的结果并不一定说明在人体中也会有相同的反应。不过,美国环境保护署还是启动了对内分泌干扰物的研究。

然而,旧金山市政府已经采取了措施。2006 年 12 月,旧金山开始禁止任何人向不满三岁的儿童出售或者分发含有双酚 A 的玩具或者奶瓶。该市还禁止含有邻苯二甲酸盐(或酯)的橡皮奶头、玩具以及儿童雨衣。

出于安全考虑,应该购买使用聚乙烯或者聚丙烯制造的塑料杯。同时,还应避免使用外带食品容器或者在微波炉里使用人造黄油桶。请在微波炉里仅只使用标有“微波炉适用”字样的塑料或塑料薄膜(如果你购买的食物在使用须知上说明要在微波炉里加热,那么,食品包装袋肯定受到过测试,可以安全使用于微波炉)。更为安全可靠的方法是,使用诸如耐热玻璃、陶瓷等容器。

即使你粗心大意,使用了不适用微波炉的塑料制品,你也不会因一时之错而摄取危险数量的塑料。只不过,你不能养成那样的习惯。

特氟隆(聚四氟乙烯)

70 年前一位杜邦公司里的科学家发现了这一具有革新意义的物质,但是,近来人们越来越关注特氟隆的安全性以及其他诸如防油包装袋、防水衣、防污地毯等不具黏性的材料。大约有 95% 的美国人被探测出在血液里存在与特氟隆相关的化学物质。

全氟辛酸是制造特氟隆的物质，动物试验表明全氟辛酸是致癌物，环境保护署因此将它列为疑似致癌物。有一则发人深省的消息：美国食品及药物管理局发现，涂在微波炉爆米花纸袋里面的防油层在加热时会在爆米花油里留下全氟辛酸。

至于涂有特氟隆的餐具，杜邦公司声称，只有当锅在极端高温下（超过摄氏340度），全氟辛酸涂层才会释出烟雾。然而，有十多例针对杜邦公司的诉讼中称，即使是正常烹饪，特氟隆也会在较低温度下释放全氟辛酸。

联邦政府官员认为，没有理由停止使用特氟隆以及其他不具黏性的涂层材料，因为它们在血液中的含量极低，而且没有证据证明这些物质与癌症有关。如果你在烹饪时使用不粘锅，你得安全使用，烹饪温度不能太高。同时，也不能让不粘锅空烧。最后一条建议是：不要将纸板盒放在微波炉里加热油腻食品，它里面很可能涂有不粘涂料。

关于致癌物的错误看法

让我们更正那些你可能在互联网上看到的一些错误说法。有大量的研究是针对水、牙膏以及牙科处理中氟化物的作用。研究结论是：氟化物不会增加患癌的可能。食品添加剂也同样不是致癌物。根据国立癌症研究院和美国食品及药物管理局的研究，止汗药和除臭剂也与癌症无关。

食用蔬菜

T. 科林·坎贝尔是康奈尔大学一名研究营养生化的名誉教授。他花了20年的时间研究中国各乡村地区不同饮食对患癌率的影响。由于10个中国人中有9个居住在他们的出生地附近，因此，借用坎贝尔教授的话，中国的农村地区就成了他理想的“活的实验室”。不同地区之间的患癌率相差一百多倍。这位教授的结论是：采取以蔬菜为主的饮食习惯可以预防80%至90%的癌症。

美国癌症协会近来也一直将改善饮食和增强运动视为预防癌症的有效措施。根据美国癌症协会报道，三分之一的癌症死亡人数（约18.8万人）都是因为运动太少以及摄入的健康食物不足而造成的。超过三分之一的美国人没有闲暇时间进行体育锻炼，四分之三的美国人不食用向他们推荐的每日五种水果和蔬菜。该组织还说道，尤其令人担忧的是，体重超重的儿童人数在剧增，而且这些儿童往往会长大成为患肥胖症的成年人。

水果和蔬菜丰盛的饮食可以降低患口腔癌、食道癌、肺癌、胃癌、结肠癌以及直肠癌的可能。理想的饮食是深色叶状蔬菜和色彩鲜艳的水果和蔬菜。尽可能避免食用经过多道加工的食品，而应选择一次性加工或者略微加工的食品。避免富含脂肪的食物，选择低盐食品。另外，越来越多的证据显示食用动物肉类食品会增加患癌的危险。对于一个喜欢食用牛排的人而言，这真是一条令人沮丧的消息。大多数美国人，其中也包括我在内，食用了太多的肉类食品。减少你的肉类食用量就可以降低患癌的可能。我已经开始采取行动，每月只吃一次牛排或者汉堡包。

锻炼身体是另一条重要的预防癌症措施。根据美国癌症协会的说法，一周五天、每天30分钟锻炼身体可以减少患乳癌和结肠癌的危险，而且锻炼时间越长越有效。例如，不管是在工作时间还是业余时间锻炼身体，都可以降低50%患结肠癌的可能。相反，肥胖症可以增加人体中雌激素和胰岛素的水平，这将刺激肿瘤生长。

早期诊断

现在，有很多试验可以在你发现癌症病兆之前就检查出癌症。你要明白，做这些试验对于避免死于癌症是至关重要的。

在医学界众所周知的是，你越早发现，你就越有可能治好疾病。遗憾的是，许多美国人都拒绝进行预防直肠癌、宫颈癌及乳腺癌的检查。越早诊断出这些疾病意味着越有可能将它们治愈。例如，在早期阶段发现乳腺癌就意味着97.9%的人可以在五年内治愈。至于直肠癌和宫颈癌，荧光屏检查可以预防癌细胞的生长。直肠癌前期息肉和宫颈癌前期病变都可以被检测到，并且可以被及早治疗。

对于没有任何病变症状的人，美国癌症协会建议他们从40岁开始每年进行乳房X线检查。二三十岁的妇女每三年应该进行一次乳房检查，四十岁及四十岁以上的妇女则每年都应接受检查。有疾病家族史、遗传史或者以前曾患有乳癌的妇女应该告知医生，以便在更早时候进行乳房X线检查。任何一位进行乳房自我检查的妇女一旦发现变化都应立即通知医生，以便尽早治疗。

妇女一旦有了性生活，三年之后应该开始进行柏氏子宫颈抹片检查以预防子宫颈癌,而且进行子宫检查的年龄应不晚于21岁。家里如果有九岁女儿的父母,也可以要求医生给孩子注射子宫颈癌疫苗,这种疫苗是美国食品及药物管理局于2006年批准的。年满30岁的妇女每两年或者每三年都应进行子宫检查。年满70及以上的妇女如果前十年里已经进行过三次柏氏子宫颈抹片检查,那就可以停止子宫颈癌的预防检查。

美国癌症协会认为,年满50岁的男女应该接受结肠癌与直肠癌的预防检查。可供选择的检查方式有:大便潜血试验或者免疫组化大便潜血试验;每五年一次的软性乙状结肠镜检查或者双对比钡灌肠;每十年一次的结肠镜检查。因家族史或其他原因而属高危人群者应该向自己的医生咨询符合自身情况的检查计划。遗憾的是,至少有50%的美国人本应进行检查而未曾检查过。由于他们不接受检查,因此,毫无疑问他们因患癌而死亡的可能性增加了。如果能在早期诊断出结肠癌,那么,90%的病人可以在被检查出癌症之后的五年内治愈。如果你觉得和你的医生谈及检查的事让你颇为尴尬,或者你干脆压根儿就不愿意接受这样的检查,那就想一想这样做的后果吧。

男性一旦步入五十就应该进行前列腺癌检查,也就是说,每年要进行肛门指诊检查和前列腺特异性抗原检查。高危险群——非洲裔美国人以及拥有家族史者,应该在45岁时开始前列腺癌检查。

美国癌症协会建议所有进入更年期的妇女都应提防子宫内膜癌,并且告诫她们一旦觉察到阴道异常出血就要立即去医院就诊。

最后,不要忽视每年的常规体检。在体检过程中,你的医生会触摸你的淋巴结、甲状腺、睾丸或者卵巢,看看它们是否肿大或异常。现在,牙医也会给你进行常规检查，看看是否有口腔癌的征兆。

防止日晒

另一个避免死于癌症的方法是防止太阳光暴晒。几乎所有的皮肤癌都是由于紫外线的过度照射以及缺乏相应的防护措施而造成的。然而据国立癌症研究所调查，不到三分之二的成年人称他们知道应该避免阳光暴晒。

美国癌症协会估计，紫外线暴晒与2006年里一百万例的基底细胞癌或鳞状细胞癌、六万两千例恶性黑色瘤有关。如果你在年幼时就被晒黑，你患上黑色瘤或其他皮肤癌的危险就很大。肤色淡的人、长痣或雀斑的人以及拥有黑色瘤家族史的人得皮肤癌的风险会上升。

显然，涂紫外线防护霜、戴宽檐帽、避免日中太阳直晒、不睡晒得滚烫的床以及远离太阳灯都可以大大减低患皮肤癌的危险。如果你是位家长，正在阅读此书，那就请你记住当你的孩子外出时，一定要避免阳光暴晒。不管你年龄有多大或多小，你都得经常反复涂抹紫外线防护霜。

晚期检查

目前，10位妇女中就有7位接受乳房X线检查，以便诊断是否患有乳癌，这一数字是1987年以前的两倍多。然而，还是有很多妇女放弃检查，即使她们已经出现了严重的问题。

有时候，直到听说某个名人患了病，我们才会想着踏进医生的办公室。例如，当人们听说 ABC 主播彼得·詹宁斯和演员丹娜·里夫死于肺癌时，打电话给戒烟热线的人数上升了 50%。似乎所有吸烟者或者曾经吸过烟的人一下子都开始担心起来了。米琪·迈克卡比就是其中的一个。我们在纽约市遇到了她。她看了关于彼得·詹宁斯的报道，并且决定检查咳嗽，因为她以前曾经吸过烟。起初，她接受了抗菌素治疗，因为医生觉得她患的是肺炎。当发现治疗效果并不理想时，她拍了 X 光片并做了 CT，结果发现了肿瘤。她患上了肺癌。米琪·迈克卡比很庆幸自己在看了关于詹宁斯和里夫的报道后对此引起了注意并且还采取了积极措施。由于她及早地发现了癌症，因此，只经过一次手术就彻底摘除了肿瘤。

当然，我们大多数人首先都不想让身体糟糕到非动手术不可。摄入更多的水果和蔬菜，远离香烟或者其他烟制品，并且每天只喝一两小杯酒，都能够降低肺癌的风险，更不用说其他更多的癌症了。

然而，即便是对此极为谨慎的人，也无法避免一些癌症的侵袭。例如，到目前为止，还没有切实可行的方法可以预防诸如多发性骨髓瘤、白血病等骨髓癌。

尽管人们大肆宣传维生素片和抗氧化剂对癌症的预防作用，科学研究却显示它们的作用并不令人满意。当然，如果你担心日常饮食中摄取的微量元素不足的话，你可以每天服用复合维生素及矿物质片，这既经济又安全。

全世界所有的预防措施都不能阻止时间对我们身体的侵害。老年病学专家们普遍的说法就是，我们一旦经过生育期，我们的机体功能就开始萎缩。体内毒素增加,新陈代谢减缓。这并不是上天不公,让我们注定要衰老。事实上,有些物种不会因衰老而死亡。我们之所以会因衰老而死亡的原因很简单,那就是我们清除体内不完全代谢产物(俗称垃圾或毒素)的能力随年龄增长而减退。

许多科学家认为,我们人体细胞之所以衰老和死亡是要防止我们患上癌症。这是因为在纠正复制 DNA 过程中的错误时,有些细胞被遗漏了,因而随着时间推移,细胞中的基因发生突变。这也就不难理解为什么大多数癌症会在年老时发生(一位 70 岁的老人患上癌症的概率是 19 岁少年的 100 倍)。在某一时刻,基因的变化导致细胞快速分裂,乃至无法控制其分裂速度,因而成为癌细胞。在抗衰老的领域里有一件具有讽刺意味的事。许多忙着寻找抗衰老方法的人其实是在寻找某种永不死亡的细胞。对于这种细胞,我们早已熟知,那就是癌细胞。正是这样一个造成巨大破坏的细胞掌握了通向永生之门的钥匙。

如果你和任何一位研究衰老的学者讨论永不死亡的细胞,你很有可能会听到一个名词:端粒。许多关于衰老的研究都很重视端粒这一位于染色体末端的物质。在新细胞中,细胞每分裂一次,染色体顶端的端粒就缩短一次,当端粒不能再缩短时,细胞就无法继续分裂,因而产生衰老细胞。有趣的是,研究者发现百岁老人的端粒通常都比较长。一个永不死亡的细胞其端粒或许从来都不会缩短;因此永远也不会衰老。另一方面,研究者还发现,承受慢性应激的个体,如患有慢性疾病儿童的父母,他们的端粒往往比同龄人的要短。

毫无疑问,癌症是世界头号杀手,同时也是我们追求健康人生之路上最大的绊脚石。不过,你得记住,一旦被诊断出患有癌症并且备受折磨时，你也不要就此屈服，束手就擒。从现在开始，你就可以采取措施抵御癌症的进犯，防止它破坏你的基因、缩短你的端粒。如果你能花点时间将这些措施付诸行动的话，你会发现它们是很容易做到的，而且行之有效。

理查德·尼克松这位一心想在他任职期间因征服癌症而名垂史册的总统，却因中风而于81岁时逝世。遗憾的是，在他去世后35年，癌症仍未被征服。尽管如此，在这一场驯服“野兽”的战争中，我们人类还是取得了不少可喜的重大胜利。

呼叫古普塔医生

- 定期检查和早期诊断是永远听不到“癌症”这个词的最好方法。
- 不要忽视早期症状。一旦发现有异常变化，应立即向医生咨询。
- 每天要吃五至七种水果和蔬菜。
- 要善于分辨似是而非的话。请仔细阅读关于特氟隆、牛排、手机、人工增甜剂以及塑料的详细说明。
- 了解因不良生活习惯而导致癌症的九种重要因素，这样你就可以降低患癌的危险。
- 多参加体育锻炼，减少脂肪、盐以及肉类的摄入量。
- 缓解你的压力以保护端粒。

心脏病和糖尿病

不需要验血或者检查胆固醇，不需要了解生活习惯，甚至也不需要询问家族病史，只要目测一下你的腰围，就能预测出你的健康状况。

如果说我只要看你一眼就能告诉你将来你是否可能会患心脏病、中风或者糖尿病，你会怎么想呢？我不需要给你验血或者检查你的胆固醇；也不需要了解你任何关于生活或者饮食的习惯；甚至也不需要询问你的家族病史。确切的说，我用不着和你说一句话。我所要做的事就是迅速看你一眼，目测一下你的腰围就行了。你现在的腰围有多大预示着你未来的健康状况。

当然喽，要让我的诊断更精确的话，我得用卷尺来给你量一量。但是，请细想一下：在这个拥有 CT 扫描仪和核磁共振（MRI）机器的高科技医疗时代，一把卷尺就可以充当最佳的诊断仪来替我们给你预测你是否会患上心脏病、中风或者糖尿病。这一切仅只是因为你的腰围可以向我们显示你腹部的脂肪含量。事实上，腹部脂肪是健康杀手。

多大的腰围是危险的呢？全国肥胖论坛认为，女性腰围 35 英寸、男性腰围 40 英寸是警戒线。这是因为大腹便便的人，也就是“苹果型”身材的人，不仅体外囤积了大量的脂肪，而且更为重要的是，脂肪包围并压迫了内脏器官。大腿和臀部脂肪多的人，也就是“梨型”身材的人，多余脂肪更多的是堆积在皮肤下面的。毫无疑问，储存在内脏器官周围的内脏脂肪对人体的危害更大。简单地说,大肚子比大屁股对健康的危害更大。与女性相比,男性更容易成为“苹果型”身材的人。当然,对于绝经后的妇女而言,内脏脂肪也是对健康的极大威胁。

作为一名医生,我一直都在寻找一些方法,可以向世人展示多余的腹部脂肪对我们人体究竟有何作用。也正因为如此,我才对世界巡回特殊人体标本展那么感兴趣。这个展览被称为“人体世界——真人体解剖展”,展出了从整具人体到各个器官的200多人类标本。一位名叫冈瑟·冯·哈根斯的德国解剖学家收集了来自全世界的志愿者的捐献。皮肤已经被剥去,因此你可以清楚地看到骨头、肌腱、肌肉、神经、血管以及健康器官和病变器官。尸体里原来的血液和体液已经被某种塑料所替换,这是一项由哈根斯本人发明的保存人体及器官的新技术——生物塑化。这一技术可以防止尸体腐烂,因而展出的尸体给人一种既新颖独特又有点毛骨悚然的感觉。

展览中有一具尸体在中间从头到脚被切割开来。还有些尸体被摆成各种姿势:下象棋、跑步、跳跃、击剑、踢足球以及打棒球时奋力挥棒的样子。还有一具尸体甚至摆出骑在马上的姿态。看到这些浸渍在胶水里被剥去了皮的尸体摆出日常运动的姿态时,我真觉得既震惊又吸引人。

在欧洲和美国有1600万人参观了人体展。为了找到长寿的秘诀,我决定亲自去看看这些经过特殊处理与保存的尸体。我在费城的富兰克林科学博物馆赶上了展览。人体展的目的是为了改善人类的健康生活方式,显然它确实起到了作用。

首先,你可以看到人体奇妙而又复杂的结构。你可以看见展示中各不相同的身体。一具重达580磅的尸体旁边摆了另一具140磅重的尸体。你可以想象这样的差别是多么明显。一跃入眼帘的就是那个胖子身上多余的体重。因此,看到那个家伙安装了假肢就不难理解了。人类的关节无法承受过多的重量,因此,多余体重导致了关节的过度磨损,从而造成损害。

其次,你还可以看到各种器官。你甚至能看到肥胖者的肝脏脂肪。脂肪肝不能像健康肝脏那样正常工作,它影响肝脏对体内毒素的化解以及对人体新陈代谢过程中产生的废弃物的处理。即便是心脏也不能幸免于难。肥胖者的心脏硕大无比,通常是健康者的3至4倍。脂肪进入心脏组织,削弱心脏的功能。沉积在动脉内壁的脂肪沉积物会堵塞动脉,促使心脏病的发作。

观看人体解剖展给我留下了深刻持久的印象,我毫不怀疑腹部那些一团团的脂肪给你带来的麻烦不仅仅是让你的裤腰带松了又松。这可真是个坏消息。

不过,既然这是本关于如何保持健康的书,我也为你带来了好消息。堆积在腹部的脂肪是最容易减掉的,比去掉堆积在臀部或者大腿上的脂肪容易多了。事实上,公爵大学医疗中心的研究发现,每周六次快走,每次半小时可以使腰围不再变粗。如果你有更多的时间做体育锻炼,你就可以减掉腹部脂肪。不言而喻,不锻炼身体会导致腹部脂肪增加,并且促使体重每年增加4磅。

正如你所了解的那样,获得健康人生意味着减少患心脏病、中风以及糖尿病的危险。在发达国家中,这些疾病是头号杀手。但是,如果你遵循一些简单的基本步骤,你就可以大大降低患病危险,并且延长你的寿命。与其他关于健康的书籍不同,我在这里不会给你提供所谓"神奇配方”的虚假承诺；我要你做的就是全面参与。请相信，你的参与将得到很好的回报。第一步就是从今天做起，确切的说，从现在做起。

诚然，你或许觉得，得过几十年以后才会患上心脏病或者中风，但是，请记住，你现在的生活方式对你未来的健康具有不可抵挡的影响力。糖尿病就是一个很好的例子。过去，Ⅱ型糖尿病只袭击成年人，但是现在，由于不良的生活和饮食习惯，儿童和青少年发生Ⅱ型糖尿病的几率正在不断增加。有关这方面的情况我们会在下面讨论。

心脏健康

现在我们对心血管疾病的知识比以往任何时候都更为丰富。心脏病是美国的第一杀手，最近的数据显示，死于心脏病的人有 240 万。也就是说，每 2.7 个死亡的人中就有一人死于心脏病，或者说，每天有2 500人死于心脏病。

这些数字高于名列其后的另外四种类型的死亡人数之和。这四种死亡类型是癌症、慢性下呼吸道疾病、事故以及糖尿病。当然，这也不是什么新鲜事。自从 1900 年以来，死于心脏病的人数超过因其他原因而死亡的人数。唯一的例外是 1918 年，那年一场世界性的流感席卷了整个美国。然而，心脏病从未显示过即将远离人类的迹象。

根据美国心脏协会 2006 年的数字统计，大约有 7100 万的美国人现在正饱受一种或两种心血管疾病的折磨，其中三分之二以上的人年龄还不到 65 岁。

随着年龄的增长，心脏的问题也越来越严重。例如，患有高血压的人在40岁人群中的比例为20%，在60岁人群中的比例为60%，在80岁人群中的比例为80%。美国黑人患病率更高。研究者发现，血管会随着年龄的增长而硬化，这是因为弹力纤维被不易扩展的血管胶原以及钙所取代。这个过程使血管内壁增厚，从而导致血压升高。研究者们目前正在努力寻找减缓血管衰老的方法。锻炼身体就是一个行之有效的方法，因为动脉硬化与身体健康程度成反比。

从疗效显著的各种药物治疗到进攻性治疗方案，医生们现在已经很擅长治疗心脏病了。但是，既然我们是在寻求健康生活，我们就得牢记那些影响心脏健康的危险因素，以免被诊断出患上心脏病时后悔莫及。尤其是家族成员中有心血管疾病的人更应该注意。不错，你已经打算前往医生办公室，而且也想了解心脏病知识，那么，下面就是一些最为基本的知识。首先，确信你对你的家族史了如指掌。其次，注意你胸部的非正常性疼痛，尤其是当疼痛蔓延到下巴和胳膊时要格外注意，而且你得把这个情况告诉你的医生。再者，如果你以前检查过血压或者做过心电图，那你不仅要带上这些资料，而且也要带上以前化验单上的胆固醇数值。这样做能确保节省在医生那儿看病的时间，同时也是一个良好的开端。我时常听到这样的故事：一位病人得心脏病的第一个症状就是突如其来的一次心脏病发作。由于三分之一的心脏病发作都是致命的，因此，病人的第一次心脏病发作不仅给他带来了意外，也让他送了命。除此以外，你还得了解一些潜在的问题，以免它们进入危险阶段。这些潜在问题有高胆固醇、心律紊乱以及动脉硬化——斑块在动脉中的堆积。不过，这些听起来容易，做起来难。美国前总统比尔·克林顿入主白宫后经历了八年的体检，尽管如此，他也无法避免四年后的致命性心血管疾病,不得不进行心脏搭桥手术。比尔·克林顿对我说道:“我确实认为它救了我一命。”他说到的“它”指的不是心脏搭桥手术,而是心血管造影检查。正是心血管造影检查首次显示出克林顿的冠状动脉血管阻塞严重。克林顿说:“如果一个人有心脏病家族史,而且胆固醇和血压都高的话,那么他就应该考虑进行心血管造影检查。”

这既是个好建议,同时也是个糟糕的建议。心血管造影检查是诊断心血管疾病的重要手段之一,是一种比较复杂的特殊检查方法,有一定的危险性。就克林顿的情况而言,它检查出了所有克林顿曾做过的心脏压力测试以及心电图检查所未曾检查出的问题。但是,心血管造影检查不是很轻松就能做好的。医生需要通过心导管向心脏或大血管的某些部位注入造影剂,使心脏血管显影,快速拍片,以显示心脏及大血管解剖结构的病理改变以及循环功能情况。通过图片,医生可以清楚地看到哪里血管畅通,哪里血管缩小。

但是,心血管造影检查具有危险性。据纽约市贝思以色列医学中心的副主席理查德·斯坦博士介绍,每1千例检查中就有1例会产生并发症,甚至,偶尔会出现中风的情况。斯坦博士说,对于以前从未出现过任何症状的人(例如,类似克林顿曾经历过的胸痛和呼吸急促),以及血压正常的人,进行心血管造影检查弊大于利。

因此,人们目前更多地关注起另一项不具危险性的检查,称之为电子束CT(EBCT)。这项技术利用X-射线检查心脏动脉钙值,从而判断是否存在冠状动脉粥样硬化。一项发表在《美国心脏病学会杂志》的研究指出,1 119位病患者中有一半多的人在血压检查中属于正常,但是,在随后的EBCT检查中显示极高的心脏动脉钙值,这意味着其血管严重硬化。

做一次 EBCT 不能完全解决问题。如果你的心脏动脉钙值较高,你还得进行心血管造影检查,这样你的医生才能精确地告诉你你的动脉哪里阻塞了。但是,EBCT 可以检查出许多潜在的心血管疾病。尽管一些保险公司不太愿意为这项新型检查支付费用,但它的使用却在不断推广,而且它极有可能成为检查心血管疾病的其中一项标准。如果你的家庭成员素有心血管疾病历史或者你出于其他考虑因素得和你的医生交流的话,不妨和医生谈谈 EBCT 的情况。

此外,人们对另一项新型血检也产生了极大兴趣,它就是 C-反应蛋白检测。布什总统定期接受这种检查,检查显示他的 C-反应蛋白水平较低,这意味着他患上心脏病的可能性不大。在医学鸡尾酒会上,心脏病学家们现在谈论起 C-反应蛋白,就如同以往谈论高密度脂蛋白和低密度脂蛋白一样,头头是道。《新英格兰医学杂志》的两篇最新报道认为,高水平 C-反应蛋白和低密度脂蛋白一样是导致冠心病和心脏病发作的重要因素,有可能是更危险的因素。C-反应蛋白是由肝脏分泌的一种蛋白,是与炎症相关的炎性标记物。在过去的几年里,专家们一致认同,慢性炎症是心血管疾病的根本原因。C-反应蛋白有可能破坏动脉壁,甚至可能直接参与了动脉粥样硬化的形成,导致血管阻塞和破裂。毫无疑问,各项研究证实高水平 C-反应蛋白是存在炎症的信号,与心血管疾病有着重要关系。那么,你对此该采取什么行动呢?医生们知道用于降低胆固醇的斯达汀类药物能够减少炎症。来自美国波士顿布里格姆妇女医院的心脏病学家对 3 745 名曾经历过心脏病发作或者严重胸部疼痛的病人施用斯达汀类药物,然后检测他们的低密度脂蛋白和 C-反应蛋白的水平。结果表明,不管病人的低密度脂蛋白是否有所下降,C-反应蛋白水平较低的病人与

C-反应蛋白水平较高的病人相比,患上心脏病或者死于心脏病发作的可能性更低。这是一项具有里程碑意义的重大发现,它表明,降低C-反应蛋白与降低胆固醇对于心脏健康同样重要。另外一项研究是由克里夫兰心血管疾病中心进行的,他们同样追踪调查了心血管疾病患者。不过,与前面波士顿医院不同的是,他们没有调查心脏病发作的情况,而是测量了实际的斑块堆积量。在服用斯达汀类药物期间,C-反应蛋白水平下降最多的病人其斑块也随之变小——同样,这一结果与低密度脂蛋白水平的高低没有任何关系。因此,C-反应蛋白无疑会得到越来越多的重视,任何面临心血管疾病困扰的人都理应接受C-反应蛋白的检测。这项检测不难进行,任何一家实验室都能做好;而且,虽然有些保险公司并不承担此费用,但是其最高价格仅为15美金。

当然,对于我们这些追求健康生活的人而言,我要谈谈一些基础要素,这样我们就不需要进行各种检查、药物治疗或者手术。这些要素可归纳为:努力锻炼身体、保证睡眠质量以及注意饮食习惯。

锻炼

锻炼身体是迈向健康人生、降低心血管疾病概率的第一步,也是最简单的一步。一旦你变得更苗条健美,你患上心血管疾病以及中风的可能性就降低。就这么简单!

根据《美国医学协会杂志》发表的一项研究表明,不锻炼身体和高血压、高胆固醇以及吸烟一样都能增加冠状动脉疾病的危险。你已经了解到集中力量减少腹部脂肪能够为你创造出一个全新的世界。因此,除了参加跑步、爬楼梯甚至是踩跑步机等有氧运动外,你还得采取一些有针对性地核心训练,从而消耗多余的腹部脂肪。如果你能在训练中逐步增加少量的举重训练,那么,你就会发现你的腹部脂肪开始渐渐消失。同时,你还能获得额外的好处:它将有助于你在夜间睡个高质量的好觉。这对你而言,可是相当重要的一点。

睡眠

长期缺乏睡眠与心血管疾病以及其他健康问题有关。人们做了大量的研究来调查睡眠与饮食和体重的关系。

其中一项研究调查了1 000多位年龄在45岁到75岁之间的人,这项研究发现被调查者的睡眠时间减少时,其身体质量指数(BMI)反而随之增加。我知道这个结果让人听起来有悖常理,但是事实是,你睡得越少,你的新陈代谢就越快,储存的能量和脂肪也就越多。所以,缺乏睡眠使你更难减肥,从而导致心血管疾病。在另一项研究中,研究者让身体健康的年轻人六天中每晚只睡四小时,结果发现这些人的激素有了显著的变化,对食欲有很大影响,导致过量进食。事实上,这些被测试者的瘦体素水平(一种食欲抑制剂)降低了。更糟糕的是,这些人的胃饥素水平增高,从而更大地刺激了食欲。

吸烟

如果你吸烟的话,你最好戒掉它。

如果你还没有开始吸烟，你最好永远都不要沾染这个坏习惯。但是，令人震惊的是，尽管人们对吸烟所造成的可怕后果作了无数的宣传，每年仍然有大约 140 万的美国人开始吸烟，其中有一半的人年龄不满 18 岁。你已经了解了吸烟与癌症的关系，但是根据美国心脏协会提供的数据，这些散发着令人作呕的气味、包含有尼古丁的玩意儿同时还能使你死于冠状动脉疾病的概率增加一倍或者两倍。我在此并不想对吸烟者进行说教，尽管我最近才得知劝病人戒烟的医生为数并不多。我在此只想说，如果你到现在为止还在吸烟甚至开始尝试吸烟的话，那么，这本书里所说的一切对你来说毫无意义。

营养

> 地球上有一些食物能有助于我们预防心血管疾病。我将这些食物称为“动力食物”，建议你尽可能每天把这些食物纳入你的一日三餐中。

大量的研究证实，如果高血压患者每天采取以下饮食方式的话，那么，他们可以降低 17% 的血压。这种健康饮食是：摄食更多蔬菜水果；摄食适量鱼肉、禽肉和坚果；摄食少量红色肉类（指羊肉、牛肉等）、甜食以及含糖饮料；饮用低脂肪奶制品。只要按照这样的饮食方式，两周后就能见效。如果你以前认为仅只是简单地改变饮食不能起多大作用的话，请想一想这些试验的结果吧，不要再犹豫了。事实上，在两周内你的胆固醇也会随之下降。

尽管以上的饮食“配方”效果显著，但美国心脏协会统计的数据实在令人担忧。例如，80% 的男士和近 75% 的妇女无法保证每天的饮食中含有建议他们食用的五种蔬菜和水果。我们有三分之一的卡路里来自脂肪，而我们的饮食中缺乏全谷类食品。我们每日的脂肪摄入量大约为 75 克,相当于三个麦当劳芝士汉堡。因此,不难理解我们为什么会这么胖——我们吃得像头猪,所以也胖得象头猪。

在美国要吃得胖乎乎的可一点也不难。快餐、自动售货机、设在汽车加油站的便利店提供各种高脂肪食物,甚至医院里也是如此。一项由公益性科学中心授权委托的研究发现,十八家美国著名医院里的自助餐厅提供的食物使用了氢化植物油,而氢化植物油是美国人饮食中反式脂肪酸的主要来源,会造成动脉阻塞。

预防心血管疾病食物

- 水果,尤其是草莓、蓝莓和香蕉
- 蔬菜,例如:西红柿、菠菜、茄子以及秋葵
- 低脂肪奶制品
- 豆类食品,例如:扁豆、鹰嘴豆(鸡豆)以及利马豆
- 鱼类,尤其是油质鱼类,例如:金枪鱼、鲭鱼和鲱鱼(青鱼)
- 禽肉
- 坚果,例如:杏仁、胡桃
- 全麦食品

像金枪鱼、鲭鱼和鲱鱼这样的油质鱼类是对心脏有益的健康食品。根据美国心脏病学会的研究,这些鱼类富含 Ω-3 脂肪酸,可以大大减少心血管疾病的死亡威胁。

摄入含有可溶性纤维的食物,如燕麦麸和豆荚,可以降低总胆固醇

以及低密度脂蛋白胆固醇,即"有害的"胆固醇。蓝莓也有类似作用。在番茄及其制品,如蕃茄酱和番茄汁中的番茄红素也有可能起到降低胆固醇的作用,从而减少心脏病发作的威胁,尽管目前的一些研究还未能就此达成完全一致的看法。秋葵和茄子如果不经过煎炸的话,也能降低胆固醇;而在饮食中添加草莓可以降低收缩压。

有一项研究表明,食用谷物纤维可以减少心血管病,而谷物纤维正是美国人的饮食中所缺乏的,通常建议每天的摄入量为25克,但是我们平均只有15克的摄入量。

有一种你不常听说过的心脏疾病与同型半胱氨酸有关。血液中的同型半胱氨酸的指数高会增加患上冠状动脉疾病、中风以及凝血等心血管疾病的危险,即便是胆固醇水平正常的人也会面临同样的威胁。事实上,10%至20%的冠状动脉疾病都是因为同型半胱氨酸的指数高而引起的,同型半胱氨酸的指数高已经和高血压、高血脂一样成为心血管疾病的危险因素。幸运的是,通过调整饮食,可以改变这些危险因素。

在饮食中添加叶酸可以降低同型半胱氨酸水平,从而减少心脏疾病和中风的危险。那么,如何增加你的叶酸摄入量呢?最简单的方法就是早餐时吃强化谷类食品以及服用叶酸片。像菠菜这类叶类绿色蔬菜和柑桔汁以及诸如扁豆、鹰嘴豆、利马豆等豆类一样富含叶酸。此外,饮酒过量者、癌症病患者以及孕妇都要在饮食中额外补充叶酸。

我们在食物中吸收的矿物质对我们的健康也有影响。全国健康和营养普查调查了近1万名男女,并且将他们二十年里的饮食习惯制成图表。调查数据显示,饮食中含钾量最低的人与食用富含钾的食品的人相比,其患有中风的可能性要高28%。"火奴鲁鲁心脏计划"调查了7千名男士,发现摄入镁含量最高的男士要比摄入镁含量最低的男士患心脏疾病的概率低45%。

富含钾的食物有香蕉、烤马铃薯、橘子汁、葡萄干、干酶子以及菠菜。富含镁的食物有麸谷类食品、燕麦麸、小麦片、糙米、杏仁、榛果、菠菜、秋葵、利马豆以及香蕉。

一项由多伦多大学主持的为期一年的研究表明,一种被称为“超级降胆固醇菜单”的饮食其降低胆固醇的功效可以和治疗胆固醇的斯达汀类药物媲美。这一饮食菜单不包含任何肉类、鸡蛋、禽类、鱼类以及奶制品,而是专门挑选能够起到降低胆固醇作用的食品。尽管菜单中的单个食品其降低胆固醇的作用并不大,但这些食品汇集在一起时却威力无比。这究竟是个什么样的饮食菜单呢?参与试验的人几乎是在吃素食。这些食物包括豆类食品、全谷全麦食品、杏仁和水果。他们的饮食中使用的是健康油以及从植物中提炼的人造黄油。

另一项研究还发现,我在第五章曾经谈到过的Ω-3脂肪酸可以降低心脏疾病的死亡威胁,其作用远远大于斯达汀类药物。

斯达汀类药物、补充剂及其他药物

> 事实是,大多数的人降低胆固醇不是靠改变饮食习惯,而是依赖于服用药品。

史蒂夫·尼森博士是克里夫兰诊所里一名心血管专家。他告诉我,我们美国已经到了应该把斯达汀这类能够降低胆固醇的药物投放到饮用水中的关键时刻了。他说:“这些药物疗效显著,非常管用。”我确信他对斯达汀类药物的作用有些夸大其辞，但是却也不无道理。持类似观点的不只尼森博士一人，许多医生认为斯达汀类药物确实有着奇迹般的作用。

据估计，大约有 2 000 万的美国人目前靠服用斯达汀类药物来降低胆固醇。其中有一种被称为阿托伐他汀的降脂药（立普妥）在全世界销量第一。尽管这些药物在降脂方面疗效显著、应用普及，但我还是建议，在你服用任何一种降脂药之前，先尝试通过改变饮食来达到降脂目的，除非你的胆固醇水平已经高到一定的危险程度。

然而，并不是所有人对斯达汀类降脂药物的广泛使用持乐观态度。约翰·艾伯拉姆森博士就是其中一员。艾伯拉姆森在哈佛医学院教授临床医学，在他的著作《嗜药美国》中提出斯达汀类药物被过度用于治疗，而滥用斯达汀类药物始于 2001 年一次颇有影响力的专家座谈会上的推荐。这些专家认为，胆固醇水平已经高到需要服用斯达汀类药物的美国人已经从 1 300 万上升至 3 600 万，因而造成了许多医生都遵从了他们的建议。但是，艾伯拉姆森认为，由于胆固醇高而在动脉里逐步堆积起来的斑块并不是造成心脏病发作的主要原因。他认为，真正原因是未造成阻塞的动脉斑块突然破裂，形成急性凝血块或血栓，从而导致心脏病的发作。至于造成这些所谓“破裂”的原因，专家们还并不很清楚。

艾伯拉姆森告诫，斯达汀类药物处方只针对那些已经被诊断患有冠状动脉疾病的患者，而不应针对那些胆固醇水平略微偏高的人。他还说道，有很多大型实验都证明他的观点是正确的。尽管艾伯拉姆森对服用斯达汀类药物提出了质疑，人们似乎并没有因此而减少斯达汀类药物的处方量。

在你开始服用斯达汀类药物之前，你得知道，这些斯达汀类药物的副作用虽然不常见，但是相当严重。这些药物能够引发肌肉酸痛无力、肝功能异常。

超过 2 000 万的美国人服用阿斯匹林来帮助预防心脏病突发和中风。几十年前人们就了解到服用阿斯匹林有助于预防血栓，但是，最新研究表明用阿斯匹林防血栓并非万无一失。

最新的各项研究表明，服用阿斯匹林的人中有 100 万至 800 万人并未从中获得抗血栓的效果。这些对阿司匹林具有抗药性的人不会因为服用阿斯匹林就可以减少心脏病突发或者中风的威胁。这项发现不包括服用阿斯匹林以治疗炎症或疼痛的病人。

尽管现在有各种新测试比以往任何时候都更容易判断患者是否具有抗药性，但大多数主张服用阿斯匹林的医生并没有让其患者做阿斯匹林抗药性试验。有一种药物可以代替阿斯匹林来降低心脏病突发或者中风的危险，这种被广泛用于抗中风的药物叫二硫酸氯吡格雷(氯吡格雷)，不过其价格昂贵。

阿斯匹林不仅存在抗药性，而且男女对阿斯匹林的反应也存在差异。一项持续十年的研究发现，年龄不超过 65 岁的健康妇女服用低剂量阿斯匹林并不能帮助她们避免心脏病突发。然而，年龄不超过 65 岁的健康男性却能从中受益。事实上，一项研究证实，健康男性每隔一天服用阿斯匹林可以将心脏病突发的威胁降低 44%。

由于阿斯匹林会造成失血，所以，医生只对面临心脏病威胁的人士建议服用。这些人包括具有心脏疾病家族史、患有高血压以及糖尿病患者。当然,也包括年龄超过65周岁的人,因为他们也同样面临心脏病的威胁。

最近一项发表在《新英格兰医学杂志》上的研究发现,尽管阿斯匹林具有造成出血的潜在威胁,但它与氯吡格雷相比,不太容易导致溃疡。服用氯吡格雷的病人和服用阿斯匹林外加缓解胃灼热药物的病人相比,其导致溃疡副作用的人数要多十二倍。这和传统观念相悖,以往人们认为服用氯吡格雷比阿斯匹林对胃更安全。

据估计,有2 300万美国人服用维生素E,其中很多人是抱着预防心脏疾病的目的服用的。正如我在第三章中指出的那样,没有研究可以证实这种行为对于预防心脏病是有效的。

糖尿病

肥胖不仅使你患心脏病的可能增加,而且直截了当就把你归类在糖尿病患者中。糖尿病与许多严重的并发症有关联,这些并发症包括:心脑血管疾病、中风、高血压、视网膜病变、肾脏疾病、神经病变以及病人足部病变导致截肢。

由于糖尿病引起很多并发症,因此人们把它戏称为"衰老推进器"。糖尿病使你的寿命缩短,而且使你疾病缠身、未老先衰。如果你真想延长寿命,活得自在,你就必须将糖尿病拒于门外,并且有效地控制你的血糖。

在美国,估计70%的糖尿病都是因为肥胖而造成的。由于美国国民的腰围越来越粗,患上糖尿病的人数也在迅速激增。

美国糖尿病协会估计目前已经有 2 080 万美国人患有糖尿病,10 个人中有 9 个是Ⅱ型糖尿病。Ⅱ型糖尿病是指胰腺分泌胰岛素量相对不足或不协调,而胰岛素是一种将血糖、淀粉和其他食物转化成能量的荷尔蒙。肥胖导致胰岛素抵抗,血糖水平升高,从而使这一转化过程变得复杂。

美国糖尿病协会估计,超过 600 万的美国人不知道自己患有糖尿病。糖尿病的早期症状有:频繁出现口渴、饥饿、疲乏和多尿,尤其是夜尿增多;视觉模糊以及皮肤擦伤或抓破后不易愈合。如果你的年龄超过 45 岁,而且体重还超重的话,出现上述症状就得做糖尿病检查。你的医生会给你做空腹血糖水平测试。如果你关心自己健康的话,你就不能偷懒。

如果你属于以下人员的话,你患上糖尿病的可能性就比别人高很多:少数民族、有糖尿病家族史、高密度脂蛋白胆固醇偏低,或者不常锻炼身体。妊娠期间患有糖尿病的妇女或者生育婴儿体重超过 9 磅的妇女都属于糖尿病高危人群。

一般说来,随着年龄的增长,患上糖尿病的可能性也增大,但是美国日益普遍的肥胖症使越来越多的年轻人也患上了糖尿病。大约有 4 100 万的美国人正处在前驱糖尿病状态中。诊断为前驱糖尿病患者血糖水平升高,但尚未达到完全糖尿病的水平。

正如我前面提到的,对于少数民族而言,糖尿病患者的人数令人不安。根据一份联邦健康调查的数据统计,在最近十年里,年龄从 40 ~ 74 岁的美国黑人患上糖尿病的人数翻了一倍多。目前黑人糖尿病患者几乎是白人患者的两倍。美国的西班牙后裔糖尿病发病率也很高。据美国疾病预防控制中心报告，他们的糖尿病发病率几乎是同龄白人的两倍。

在未来二十年里，美国的糖尿病患者的人数将翻一番。据估计，到2025年，每四个美国人中就会有1位患有糖尿病。

体重

在患上Ⅱ型糖尿病的过程中，生活方式起了至关重要的作用。

和心脏病一样，避免患上糖尿病的方法是健康饮食和体育锻炼。此外，腰围也是Ⅱ型糖尿病的信号弹。与身体质量指数（BMI）相比，腰围是更好的测量器，这一情况和前面讲的心脏病相同。这是因为身体质量指数仅是你的体重除以你身高的平方，即：BMI = 体重（公斤）÷身高（米）÷身高（米）。

即使通过锻炼身体只减少了一点体重，这也能降低血糖，增进胰岛素敏感程度，从而避免发展为完全糖尿病。根据一份调查，如果你是体重超重者，当你通过饮食和锻炼将体重减少5%～7%时，你就能降低一半的糖尿病发病率。举个例子来说明吧，如果你体重为250磅，而你现在减少了12.5磅，你的血糖水平会下降而胰岛素反应则会增强。

营养

通常说来，如果你面临糖尿病的威胁，我这儿的秘诀既简单又有效。

首先，你得好好注意食量。其次，要把你的脂肪摄入量限制在卡路里总量的25%左右。同时,你还应该食用更多的水果和蔬菜。

有一些发现我觉得很有意思。低脂肪的素食饮食习惯似乎对糖尿病患者很有益。以前曾经服用过胰岛素的患者中超过三分之一的人在改吃素食之后都能够停止药物治疗了。同时,他们的血糖和胆固醇水平都下降了。在对25 000多名基督复临安息日会教友长达21年的追踪调查中,研究者们发现素食者患糖尿病的概率要比其他人低。

即使你不是素食主义者,在你的饮食中增加蔬菜和水果的摄入量,减少饱和脂肪的含量,也能有助于你远离糖尿病的苦痛。和预防心脏病一样,食用全谷全麦食品、坚果、豆类食品,以及诸如大麦、燕麦等纤维食物都可以降低患糖尿病的危险。如果你觉得自己对糖尿病食物缺乏了解的话,你不必担心,因为有很多人都和你一样对此知之甚少。你或许听说过糖尿病患者禁忌食用像乳糖、冰糖等带有"糖"字的食物以及山梨糖醇。其实,你并不一定非得这么做。再进一步讲,你不必将自己的饮食局限于不含糖的食物。不错,你可以吃糖,即使你是糖尿病患者。但是,正如做其他事情一样,适度是关键,同时你还得明智地选择食物。

首先,解释一下名词。以"糖"字结尾的,顾名思义就是指含有糖的食物。例如,"果糖"就是水果中含有的糖。而以"糖醇"结尾的,就是指酒中含有的糖。糖尿病患者之所以对这些很注意,是因为糖和碳水化合物是很难进行处理的。在消化食物的过程中,健康的人可以把食物中的碳水化合物转化成各种不同的糖分子。这些糖分子又进一步转化,大多数转化成葡萄糖,成为人体所需的基本燃料。在胰岛素(一种由胰脏分泌的激素)的帮助下,葡萄糖进入细胞,为人体提供能量。

但是Ⅱ型糖尿病患者，不是胰腺分泌的胰岛素不足，就是肌肉或者其他器官组织对胰岛素产生抵抗，或者两者兼而有之。因此，糖就在血液里堆积，制造了各种各样的问题，如疲劳、肌肉麻木、肾脏功能衰竭或者失明。

因此，长久以来，人们都认为糖尿病患者应该避免食用糖。但是在过去的十年里，一些医生和营养学家向传统糖尿病饮食掀起了挑战。他们发现，其中的关键是膳食中碳水化合物的组成。如果你对糖尿病很在意，那么对你而言，最重要的就是关注你所摄入的碳水化合物的类型以及你消耗这些食物的周期，而不是去避免所有的糖类食品。

你可以通过食用“有益健康”的碳水化合物来降低糖尿病的威胁。碳水化合物是人体能量的主要来源。它们是糖分子，并且分解成葡萄糖。分解迅速的碳水化合物使血糖迅速上升，从而增加糖尿病以及心脏病的威胁。分解缓慢的碳水化合物使血糖浓度较为稳定。

血糖迅速上升是不利健康的，因为它迫使你的胰腺分泌大量的胰岛素。久而久之，血糖的上升就导致人体对胰岛素的反应变得不敏感。这就最终导致糖尿病。

因此，哪些是属于“较为健康”碳水化合物呢？碳水化合物是按照血糖生成指数来分类的。食物血糖生成指数是衡量进食后血糖反应的一项有效指标，反映了摄入碳水化合物食物之后血糖上升的速度和能力。血糖生成指数范围从 0 至 100，指数越高，碳水化合物食物对人体健康越不利。

含有精制糖和玉米糖浆的食物其血糖生成指数很高。例如，炸面圈的血糖生成指数通常为 76。遗憾的是，大多数西方人的膳食中碳水化合物的血糖生成指数都很高。加工处理好的食物也往往血糖生成指数较高。白面包的血糖生成指数为71或甚至更高。炸薯条的血糖生成指数为75。相反,像苹果、橘子、葡萄等水果的血糖生成指数都较低,豆类食物也是如此。糙米、燕麦麸、全麦面包以及意大利式细面条通常位居中间。

如果你想了解某一食物的血糖生成指数,你可以浏览 glycemicindex.com 网站。这是一个由悉尼大学的科学家和营养学家运行的网站。如果你想将你的膳食改成血糖生成指数低的那种,悉尼大学的科学家们就会向你提出以下建议:早餐应该吃用燕麦片、大麦或者麦麸做的粥;用面起子、全麦或者石磨面粉做的面包;减少食物中土豆的摄入量;改吃精米为糙米或者巴斯马蒂(一种印度香米)。

未来学家雷·库兹韦尔声称,他已经通过剔除饮食中血糖生成指数高的碳水化合物而成功治愈了Ⅱ型糖尿病患者。他说,将血糖生成指数高的碳水化合物直接从患者饮食中剔除,要比减少它们的摄入来得简单快捷。

“如你不把停止食用淀粉和糖作为你饮食中的重要部分,你就拒绝不了它们对你的诱惑。但是,你一旦大大减少对它们的摄入量,你对它们的贪恋就会消失。”库兹韦尔在此次采访中向我说道。

我在此并不是建议你把碳水化合物从你的饮食中去除,而是建议你食用血糖生成指数低的碳水化合物。

你从《乔斯林中心糖尿病指南》一书中得到的信息也是基于这些简单明了的科学知识。著名的乔斯林糖尿病中心的专家认为,你完全可以在你生日的那天吃蛋糕或者外出吃饭。你所需要做的就是学会计算碳水化合物并且限制食用某些食物。顺便说一句,这条建议也适用于那些一心想要减肥的人。

同样,为了解除你的疑惑,我也可以告诉你并非所有的人工增甜剂都是一样的。当你选择最好的人工增甜剂的时候,你一定得小心才行。“不含糖的”(尤指用糖精配制的)、“无糖的”以及“不加糖的”都有其不同含义,这对糖尿病患者而言极其重要。一些有营养的或者含卡路里的增甜剂,例如糖醇,添加了卡路里,因而会影响血液中的葡萄糖水平。还有一些是无营养或者无卡路里的增甜剂,例如阿斯巴甜、蔗糖素、糖精以及安赛蜜(AK 糖),它们经过了广泛的试验,被视为安全可靠的增甜剂,不仅普通百姓可以食用,糖尿病患者也可以食用。

控制糖尿病

- 保持健康体重
- 健康膳食,摄入大量水果蔬菜
- 经常锻炼身体
- 限制脂肪摄入量、控制你的腰围
- 计算你的碳水化合物

今天,我们对营养、饮食以及碳水化合物有了更多的了解,糖尿病患者的饮食观也有了彻底改变。你不必回避所有的糖类食品,而应当知道一天该摄入哪些碳水化合物,也应当懂得不能一顿就把碳水化合物都消灭掉。举个例子吧,如果你在饮食中减少其他食物中糖的摄入量,那么,你完全可以吃一点 **M&M's** 花生巧克力。

那么对于“糖醇”，我们又该如何看待呢？乍一看，糖醇似乎对糖尿病患者而言是件不错的东西。毕竟，它们比普通的糖所含的卡路里要低，而且人体吸收它们也更缓慢些，因此血糖的上升是很缓慢的。然而，你要牢记，含有糖醇的食物往往也含有许多其他的添加剂，从而增加卡路里，而且糖醇还有泻药的作用。因此，你在购买食物的时候，要仔细阅读所有的添加剂成分。而且，你要明白，这世上没有百分之百的糖尿病膳食，糖尿病患者不必非得委屈自己去吃令人生厌、毫无胃口的食物。你所要做的就是遵循给你提供的那些简单可行的方法。

可以改变的未来

毫无疑问，大腹便便、脂肪堆积势必成为我们寻求长寿途中的绊脚石。

一旦你超过40岁，即使体重仅是略微超标而已，你也不得不为之减少三年的寿命。如果你的超重发展到肥胖的程度，你的寿命将会减少十年。好好想想吧！为什么为了一个完全能够解决的问题而要丢失将近十年的美好人生！首先，你得记住在我们这个食物丰盛而体育锻炼不足的社会时常发生的事情。当你把储存大量的卡路里与久坐不动的生活连接到一起时，你的胰腺就不得不开足马力，制造出足量的胰岛素来处理掉多余的血糖。随着时间的推移，多余的血糖转变成内脏脂肪，最终导致你新陈代谢的改变，使胰岛素的分泌增高，而你的身体对此还并不很敏感。这就导致了糖尿病、高血压、肾病以及心脏病。

在人类早先时期,食物并不一定能够充分获得,因而我们的身体形成一种本性,对体内储存的每一卡路里产生依赖。事实上,我们身体里有一种称为胰岛素接受基因,它不断要求我们的身体依赖脂肪并将脂肪储存在体内。胰岛素接受基因在我们先民寻找和聚集食物的时候可真是起了大作用。它可以防止我们先民在缺乏食物的季节饿死。然而,如今生活在发达国家的大多数人要获得充足的食物根本就不是问题,胰岛素接受基因就给我们带来大麻烦了。我们的社会有了变革,而我们身体某些方面却没有随之而改变。但是,如果我们可以去除这个基因,那又会产生什么样的情况呢?如果我们能够帮助自己的身体改变高能量的卡路里或者改变整天坐在电视机前看电视的生活方式,那后果又该如何呢?如果我们能够在血糖转化成为脂肪,让我们患上肥胖症、糖尿病和心脏病之前就将多余的血糖去除的话,情况又会是怎样呢?总有一天,我们会拥有这样的能力。全世界的科学家正在努力寻找途径,改变胰岛素接受基因,从而使肥胖症以及与此相关的心脏病、中风和糖尿病都成为历史。当我和人们谈到卫生和保健这个话题时,人们时常问到我其前景如何。在不久的将来,科学有可能向我们提供有利条件,不用承受痛苦就能享用一顿低卡路里美餐。我可以向你保证,当这一天来临时,我会让你了解一切。幸运的是,这样的日子已经不远了。现在,你知道心脏问题、中风以及糖尿病是如何发展而成的,你可以从现在开始对你的生活做一些简单的改善,以帮助你延长寿命,避免疾病的侵扰。

呼叫古普塔医生

- 去除你苹果型的身材。

- 去找你的医生看病之前应该具备基础知识。你得了解你的家族病史并且做一些与心脏疾病和糖尿病有关的测试。

- 如果你胆固醇水平失控的话，强烈建议你改用健康膳食并且服用斯达汀类药物。你的膳食应该包括蓝莓、番茄、秋葵和茄子。

- 睡眠要充足。它有助于你减少体重。

- 加强科学饮食。在你的饮食中增加“动力食物”。

- 哪怕只进行一点减肥运动都能给你带来巨大的利益。你的腹肌一定会很结实。

- 了解你的反应蛋白含量，它比你所想像的要重要得多。

乐观地面对生活

列奥那多·亚伯拉罕在风景如画的小镇生活了95年。40多年前，他的妻子过世了，留下他独自居住。他阅读书籍，栽培花木，周游世界。他有着和其他长寿老人相同的特点：乐观向上的性格。

列奥那多·亚伯拉罕出生于纽约北部的达里镇，并且在那个风景如画的小镇生活了95年。他的几个儿子早已长大成人并且搬出去居住了。他的妻子也早已过世，留下他一个人在屋子里居住了40多年。然而，这位退休了的工程师说自己并不觉得孤独。他和他的大家庭一直保持联系。他阅读书籍，栽培花木。他还周游世界，并且说他很想到南美洲巡游，因为他还没有去过那儿。

亚伯拉罕对我说："我仍然头脑清晰，所以我不认为自己很老。如果我的身体能够像我的大脑一样灵活，那就更好了。"

亚伯拉罕将他的长寿归功于他的遗传基因。他的母亲去世时102岁，父亲去世时85岁。但是，仅和亚伯拉罕聊了几分钟，我就发现他身上有着和其他长寿者相同的特点：乐观向上的性格。那些活到90岁甚至更高年龄的长者比普通人更经受得住困难，也能顺应挫折，并且能保持对新鲜事物的兴趣，浑身洋溢着乐观的态度。尽管他们中的很多人都曾面临过人生的巨大灾难或者身体上的苦痛，然而，他们通常都能保持乐观并且欣然接受人生崭新的挑战。

亚伯拉罕自己做饭吃，而且吃得还不错。一星期他要做几次鱼，还会吃上很多蔬菜。在今天这个时代，主卧室通常都建在一楼，而亚伯拉罕的卧室在二楼；但是，这位 95 岁的老人上下楼梯一点也不费力。事实上，亚伯拉罕整个一生都热爱活动。他在社区打排球一直打到他 75 岁，草坪工作一直干到了 90 岁。然而，他的生活中也不乏恶习。他 45 或 50 岁的时候开始吸烟，直到我们见面的前两年才戒掉烟。他也曾爱喝酒，但是在泌尿科医师的建议下，他也戒了酒，只是偶尔喝点啤酒。

平时，亚伯拉罕起床后习惯阅读报纸。如果花园需要浇水的话，他也会到花园干一会儿活。他自己洗衣服，一星期一次。他还到街坊邻居家坐坐。他不再开他的老式车，但他仍然喜欢开车，而且喜欢开克莱斯勒 PT 漫步者轿车；他选择的这种车一定让你觉得只有比亚伯拉罕更年轻的人才会开。当他邀请我到他家作客时，我看见他那辆车停在私家车道上，一尘不染。亚伯拉罕对他的另一爱好仍保持着极大兴趣，那就是摄影。他颇为自豪地向我展示他拍摄的家庭照以及在他游玩过的地方所拍的照片。我在列奥那多·亚伯拉罕家里呆了一天，就在这短暂的一天中，我感到我的性格受到了他的影响，我对未来也更加乐观向上了。

态度决定一切。著名棒球手斯塔赫尔·佩奇直到 50 岁还参加高级联赛协会棒球比赛。他曾经提出了一个出色的问题："如果你并不知道你今年几岁，那么，你实际的年龄究竟会是多大呢？"既然我们都是追求长寿的人，我们得仔细琢磨佩奇的问题，然后老老实实地回答。

还记得珍妮·卡尔曼吗？这位法国妇女活到了 122 岁。据说，在她 120 岁生日宴会上，有位记者对她说道："哦，我想我明年还会见到您的。”

据说，珍妮·卡尔曼听到这句话后不假思索地说道：“我不知道有什么理由会让你见不到我呢。在我看来，你身体还挺棒的呢。”

但是，乐观主义——一种对生命和衰老的乐观态度，真得能让我们更长寿吗？这正是我在这一章节要讲的内容。

乐观主义是最佳选择

让我们来了解一下神经系统科学家们对人脑的最新研究成果吧。很多年来，科学家们一直以为大脑是不会变化的。如今，一种被称为功能性磁共振成像的大脑成像技术正在向神经系统科学家显示，大脑一直都在变化，创建新的路径和新的联络。

事实上，我们的大脑每一秒钟就形成上万条联络。神经系统科学家把大脑这一不断变化的特点称为神经可塑性。对大脑的这一新认识所产生的影响是巨大的。这意味着我们的生活形态和方式——社会交互作用、情感世界以及外部环境——都能够对我们大脑的结构产生深刻而又持久的影响。反之，我们的大脑把信号传递给我们的身体，就会产生诸如调节激素分泌的作用。正如你所见到的，我们的心理生活，即我们是如何感知这个世界的，能够大大地影响我们的身体，有时这种影响还具有破坏性。当你对世界抱有一种阴郁的看法时，你也会因之而产生非常真实的肢体感觉。

你也许曾听说过这样的故事：和老伴朝夕相处的丈夫或妻子因为“心碎”而死去，也就是说，当配偶一方去世几天或者几个星期后，另一方也随之而去。一项由美国国立老化研究所资助的流行病学研究发现，配偶死亡后两年内，丈夫随之而死亡的概率增加21%，而妻子随之而死亡的概率增加17%。这一数据是经过比较同一年龄阶段配偶健在者的死亡率而得出的。

这项研究还发现，即使配偶一方得了一点小毛小病，另一方也会产生巨大的健康危机。有趣的是，能够给健康配偶带来巨大健康威胁的并不是因为另一方得的是什么致命的重病。例如，患有癌症的配偶不会给另一方增添死亡威胁。如果妻子患上胰腺癌或肺癌，丈夫的死亡率是很低的，虽然这些癌症都是致命的。能够给照顾配偶的一方带来最高死亡威胁的住院治疗疾病是痴呆和精神失常。他们的死亡率要高于丧偶的人。这项研究并没有指出这一现象是由什么原因造成的。也许是因为这些疾病给照顾配偶的一方带来了极大的精神痛苦，丈夫和妻子之间的互动关系不再是情侣夫妻。

如果你不认为我们对生活的态度会对大脑产生一种真实的物理效应，那就请你看看以下一项研究发现吧。科学家们调查了幼年时期遭遇精神创伤的人对积极影像和消极影像是如何反应的，并且将数据与对照组数据进行对比。他们发现那些幼年时期遭遇精神创伤，例如丧父或丧母的人，对积极影像的反应冷淡，对消极影像的反应强烈。研究者还发现这两组测试者的海马区结构不同。如果你还记得的话，我们在第五章谈到过海马区。这是一个大脑皮层下形状很像海马的脑区，它与人类记忆和学习功能有关。

因此，既然生活对大脑产生影响，那么对生活的态度是否也会帮助我们活得更长久呢？乐观精神能否帮助我们长寿呢？对此的回答是一个响亮的字——“对”！2002 年发表在《个性与社会心理学杂志》上的一篇论文发现对衰老自我感受积极乐观是有利于长寿的。来自耶鲁和迈阿密大学的研究者们23 年前调查了俄亥俄州一个小镇上的居民对衰老的认知，据此核查该镇居民的“全国死亡指数”。当 660 位俄亥俄居民于 1975 年接受调查时，他们都年满 50 岁或者年龄更大，而且在认知方面没有缺陷。他们还对另一不知名小镇上的 15 000 位居民做了调查。

研究者们要求俄亥俄居民对下面的问题回答“是”或者“否”：我年纪越大越觉得事情变得越来越糟糕；我的精神和去年一样好；我和我年轻时一样高兴。他们也被要求做一些选择题：随着年龄的增长，事情变得比我想象的（更好或更糟或一样）。测试者的回答被给予一定的分数，这些分数被制作成表格。

在将近四分之一世纪之后，当研究者们再次调查这些居民时，他们得出了惊人的发现。那些对衰老自我感受乐观的老年人平均寿命要比其他人高 7.5 岁。当研究者们将所有受试者按照年龄、性别、社会经济地位、寂寞程度以及机体功能健康进行分类时，他们也得出了同样的答案。那些对衰老持乐观态度的人普遍长寿得多，不管是什么年龄段的，也不管他们甚至比同组其他人的健康状况还要糟糕。

这些调查结果并非纯属偶然。荷兰研究者们对 500 位 64 岁至 84 岁的老人进行了 15 年的跟踪调查。在最初调查的时候及在以后的 15 年中又有两次受试者被问到他们是否完全同意、部分同意或者不同意以下的观点：我对生活还有很多期盼；我对接下来的日子没有什么想法；我觉得日子过得好慢；我的生活还有很多计划。研究者们按照测试者对这些问题的回答评定他们的“气质型乐观”。这项研究始于1985年，止于2000年。在最初调查时表现乐观的人经过15年之后因心脏病或者中风而去世的概率要低55%。你或许会认为有心脏疾病家族史的人或者身体健康程度差的人容易悲观，从而心脏病或者中风的概率要高很多。你也许因此而推测，悲观者就像吸烟者一样，因心血管病而死亡的危险大大增加。荷兰的研究者们在考虑了所有这些因素之后计算了他们的结果。结果是：乐观主义者确实在避免西方第一杀手这方面表现得更出色些。

研究者们将这一令人惊讶的发现发表在2006年的《国际医学档案》中，但是他们并未对此作出任何科学解释。他们给世人留下了疑问，是什么让乐观者如此表现出色？也许，乐观的人在逆境中比较容易应对困难，或者当他们生病的时候，他们会更好地照料自己。也有人认为，乐观向上的人更有可能生活得健康并且享受到更多的社会支持。

一项在明尼苏达州进行的针对门诊病人的研究也获得了同样惊人的发现。门诊病人进行了乐观与悲观个性测试，35年之后，悲观者明显表现出身体与精神功能差并且总体上寿命都不长。即使你天生就很悲观，你也可以表现得乐观，因为只有这样你才有可能采取积极应对措施，增长见识，获得问题的解决方案。

当然，我在这里也要澄清一个重要的问题。你对生活的态度与抑郁症不同，它是一种临床疾病，需要药物治疗。如果你患有抑郁症，一厢情愿是没有用的。你应该到医生那儿看病治疗。

观念与长寿

如果乐观向上的人生观和处事观对健康真有作用的话，它又是如何运作的呢？这一疑团让研究者们迷惑不解，但是，英国的研究者对此有了新发现。

英国的研究者提出了两种观点。一种观点与我前面陈述的一致，那就是，幸福安康与良好的生活习惯和生活方式有关。也就是说，对自身生活感到满意的人往往比较关心自身健康。另一方面，对自身生活感到不满意的人往往具有不良生活习惯。研究者们发现，吸烟与苦闷、烦恼等心理问题有关，而时常焦虑或沮丧的人是不太会经常锻炼身体的。

另一种观点是，在中枢神经系统的作用下，一个人的生活观可以影响自身的生物系统，例如免疫反应。研究者测量了受试者一天中的心率和血压。同时，他们每隔两小时测量受试者唾液中的应激激素皮质醇，并且要求受试者每隔20分钟估计他们的幸福指数，幸福指数分为一级至五级五个等级。他们的研究发现：受试者越认为自己开心，心率和皮质醇水平就越低。

美国卫生及公共服务部开展了一项调查，从另一面说明乐观与健康的关系。他们询问被调查者每隔多久就会感觉到悲伤、活着没价值以及绝望无助。他们发现3.2%的美国人认为自己经常或者一直觉得悲伤。妇女感觉悲伤的次数几乎是男士的两倍。与男士相比，妇女也更容易产生活着无用的念头。前者只占人数的1.5%，而后者占人数的2.3%。

调查说明了什么?

我们生活在美国到底有多开心呢? 2006 年由佩尤研究中心开展的一项调查发现,34% 的美国人声称自己感到“很幸福”,50% 的人声称“比较幸福”,15% 的人说自己“不怎么幸福”,剩下的 1% 的美国人说自己“不知道是否幸福”。

根据调查,不管是男人还是女人,都觉得结婚使他们更幸福。经常到教堂做礼拜的人也同样觉得自己比以往更幸福。身体健康的人以及大学毕业生也都觉得很幸福。共和党人比民主党人更觉得幸福,然而与无党派人士相比,两党人士都觉得更幸福。白人和西班牙后裔要比黑人更觉幸福。生活在阳光地带的人要比生活在其他地区的人更觉幸福。而那些“总是”行事匆匆的人不如“有时”或者“几乎从来不”行事匆匆的人幸福。

令人惊奇的是,我们年纪越大,我们似乎越觉得幸福。根据佩尤研究中心的调查,年轻人(18 ~ 29 岁)是群体中最不开心的人,而 65 岁以及更年长的人是最开心的。他们的调查还发现,有孩子的父母与结了婚但没有孩子的人相比,幸福感没有什么差别。同样,一旦我们衣、食、住、行等基本生活需求得以满足后,财富并不能给我们带来太多的幸福。但是,佩尤研究中心的调查发现,那些收入达到 15 万美元的人更有可能说自己“非常开心”。我确信,这和他们赚的钱没有太大关系,而是与他们在自身领域中所获得的成就感颇有关系。

美国东北部地区的人以及离异或者分居的人是最感到悲伤的，甚至比丧偶的人还要悲伤。中西部地区的人以及结婚的人不太可能会感到悲伤。有趣的是，东北部地区的人总体上讲是最悲伤的，但是，他们却不是感到活着没价值的人。这一点恰恰和南方人不同。

所有这些发现都提出了一个类似于先有鸡还是先有蛋的疑问。人们之所以快乐，是因为他们大学毕业后有了成功的事业呢，还是因为人们快乐了，才能够完成大学学业从而开始走向事业的成功呢？对于我们大多数人而言，是否是快乐引导我们获得学业以及事业的成功，而非另一种可能呢？这正是加利福尼亚大学伯克利分校的索尼娅·柳博米尔斯基与其他研究者决定要调查研究的。以往关于快乐与成功的研究似乎在暗示成功导致快乐，而不是快乐导致成功。

为了调查这一假设，柳博米尔斯基、密苏里大学的劳拉·金以及盖洛普调查组织与伊利诺斯大学厄巴纳－香潘分校的埃德·迪耶内共同针对成功与快乐的关系在27.5万名美国人中进行了研究。他们利用了已有的225项研究成果，并将这些研究成果按照三种不同方式进行研究。这三种方法分别是：纵向研究，即在一段相对长的时间内对同一批受试者进行重复的研究；横向研究，即在同一时间内对不同受试者进行的研究；实验性研究，即通过对某些影响实验结果的因素加以控制，有系统地操纵这些实验条件，从而观察得出结果的一种研究方法。

研究者们得出结论：快乐的人更有可能寻找并完成新的目标，因而更激发他们的积极情绪。他们发现，快乐的人更有可能获得美满婚姻、高额收入、优秀的工作表现、积极参与社区服务以及强健的体魄。

“一项又一项的研究表明,先有快乐才能获得各项重大成果和成功指标,例如工作称心、成绩突出、人际关系和谐、精神和身体状态卓越以及健康长寿等。”柳博米尔斯基以及她的合作者们在发表于《心理学公报》的一篇论文中说道。

试想一下吧:奥斯卡奖获得者的平均寿命要比获得提名但未获奖的人高 3.9 岁。多伦多大学的一位医学教授唐纳德·雷德尔迈耶对此做了数学统计。他发现,奥斯卡主角和配角的获得者平均寿命是 79.7 岁,而与奖项擦肩而过的人平均寿命为 75.8 岁。

快乐自身并不是确保身体健康的神奇之物。位于喜玛拉雅山麓的不丹国国王制定公共政策是基于他们所谓的国民幸福总值(GNH),然而,不丹的平均寿命远不及美国以及其他工业化国家的平均寿命。美国人平均寿命是:男性为 75 岁,女性为 80 岁;不丹的平均寿命是:男性为 61 岁,女性为 64 岁。

同样,仅只具备乐观向上的品质也不能确保可以踏上长寿之路。根据盖洛普公司的国际调查,在我们这个星球上,非洲黑人是最为乐观的,但是积极向上的观念并没有让非洲大陆的居民免于诸如饥馑、艾滋病以及寿命短等灾难。

你有精神压力吗?

快乐与长寿之间究竟有着怎样的联系呢?研究者越来越确信,乐观与健康之间的联系与精神压力有关。

如果你看到一只倒了半杯水的杯子时，你看到的是半满的杯子，或者当你遇到挫折时，你看到的是能被你征服的挑战，那么，你比那些只看到半个空杯子或者将挫折视为难以驾驭的困难的人更不容易感到精神压力大。位于马赛诸塞州栗子山庄的身心保健医疗机构，其宗旨就是通过减轻生活中的负面压力来帮助人们改善健康状况。这个机构针对癌症患者、长期病痛者、心脏病患者以及患有哮喘、过敏症等疾病的患者提出特殊服务项目。

该身心保健医疗机构主席赫伯特·本生博士说道："前来就诊的病人大约60%至90%都和精神压力有关。"本生博士不仅是哈佛大学医学教授，而且也是1975年最畅销书籍《松弛反应》的作者。本生博士花了40多年的时间寻找传统药物之外的健康良药。他发现，心灵的力量是强有力的工具。

当我在六月一个晴空万里的美丽日子里拜访本生博士时，他告诉我："精神压力是不可避免的。精神压力会变得越来越厉害。我们给人们提供专门用来对付精神压力的方法。"本生博士的方法不涉及饮酒，也不需要开药方。他借助所谓的"松弛反应"控制心神。"松弛反应"是通过训练放松所产生的躯体反应来达到缓解精神压力的目的。

首先，让我们把精神压力定义为身体或者精神无法承担的挑战或者是无法实现的愿望。恐惧和困惑造成了精神压力。高强度的竞争环境也能导致精神压力。变化，哪怕是向好的方面变化，也会给人带来精神压力。人与人之间的精神压力不同。在某人眼里看来是有压力的东西在别人看来未必是种压力。有人可能觉得在公路上开车是件很有压力的事情，而有人却镇定自若地在交战区上空开着飞机。我们对生活的态度可以影响我们对某一特定环境的压力感受。面对同样的事情，乐观者看到的是机遇，而悲观者看到的是困难。同样地，乐观的精神或者自信的态度可以帮助我们将困难看做是一个有待去征服的问题，而悲观或者缺乏自信就会把同样的困难看做是无法解决的问题。

精神压力会影响到我们生活中的每一个层面，但它也并非一无是处。精神压力是生活中的自然部分，而且还能给我们带来动力。例如，我是在压力下茁壮成长的，而挑战似乎充实了我的生活，尽管我也知道这些经常给我带来紧张的刺激有可能会缩短我的寿命。既要做脑科手术，又要为一家大型国际电视网络担任报道医学问题的首席记者，我的每一项工作都带来了我所渴望得到的压力。有些人可能觉得，不管是否受过训练或者是否有能力去做，给大脑做手术或者站在摄影机前是件绝对令人紧张不安的事（40%的美国人害怕在公众面前演讲胜过于害怕高度或者飞行）。

当我们体验到精神压力的时候，我们体内到底发生了些什么呢？首先，我们人体对精神压力产生的反应和其他动物相同。当我们感知到压力时，我们肢体的反应要么是抵抗，要么是逃避。那时我们会比平时更强、更快、更敏觉。我们都曾听说过这样的故事：有位妇女为了将困在车内的孩子救出来，结果把车子举了起来；有位男子在身受重伤时，为寻求帮助竟然还走了几英里的路。在生死攸关的一刻，我们人体能够做出非同凡响的表现。

因此，这个要么迎头痛击要么撒腿就跑的反应是如何运作的呢？其逻辑性真令人不可思议。如果你立即需要速度、力量和灵敏，那你就得需要能量。为了获取能量，你的身体就要向脂肪和肌肉细胞传送信号。

同时,你也需要尽可能快地将能量传送出去。为了做好这个工作,肾上腺素猛增,而降肾上腺素迫使你的呼吸加快、心率加速以及血压上升,以加快营养物和氧气在体内的循环。在这一“要么打要么逃”的反应过程中,其他与压力有关的变化是痛觉迟钝和记忆增强。这些都是你的身体帮助你在生死关头生存下来所做出的聪明应对。

你的体内同样还具备一些系统,它们在你面对生死存亡的时候并不起重要作用。因此,你的机体就将它们的功能减缓下来,并且暂时将它们搁在一旁。例如,消化和免疫反应受到禁止,性冲动也减低了。

因此,很显然,一直处于精神紧张的状态对我们的身体不利。我们人体“要么打要么逃”的反应机制是用来帮助我们应付突如其来的冲突或者危机,但它不能长时间地处于亢奋状态。因为,我们一旦长时间地精神紧张的话,我们的身体就会不断向我们的肌肉迅速提供能量。这就意味着我们无法储存剩余能量。因此,我们就很容易感到疲惫不堪。由于精神压力还会改变我们的新陈代谢,所以它也增加了患糖尿病的几率。如果你的心率和血压经常处于上升状态,就会对你的心血管系统施加压力,从而增加了高血压、心律不齐以及中风的危险。一旦你压迫免疫系统太久的话,你很有可能会患上传染病。你有没有想过,为什么一到超负荷工作一周之后,你的鼻子就会流鼻涕?其他和精神紧张有关的毛病是:溃疡、过敏症、哮喘、周期性偏头痛以及肥胖症。正如我们在第五章里所了解的那样,精神压力还能导致阿尔茨海默氏病,甚至还能导致不育症和经前综合症,并且加剧你目前的病情。

缓减压力的方法

不管是出于什么原因，减缓我们生活中的精神压力是极为重要的。毫无疑问，这是一个说起来容易做起来难的事。但是，还是有一些良好的健康方法教会你处理好压力。

这些方法甚至会给你带来愉悦的心情。有些人发现体育锻炼是一种缓解压力的极佳方式，也有人运用冥想或者静默祈祷来给生活注入宁静的氛围。据说，即使坐在办公桌旁边，做几次深呼吸或者闭着嘴并紧闭你的双眼，都能给你带来减压的效果。还有一部分人建议练习瑜珈、接受按摩、倾听舒缓的音乐或者洗个热水澡。和你的朋友或心理顾问聊聊天，或者把你感受到的压力用文字写下来，都能起到减缓精神压力的作用。和你的心上人一起做爱也是其中一种方法。

要避免精神压力的话，还得学会改变态度。即使这一天工作再忙，你也得休息片刻，或者把工作节奏减下来一会儿。要把你所处的紧张环境看做是挑战，而不是威胁。想象一下最糟糕的情景以及发生这种事情的各种可能性。想一想哪些是你能够掌控的，或者你是否已经尽一切可能来改变糟糕的结局。

本生博士的身心保健医疗机构教导病人如何施展“松弛反应”训练。本生说，这种能使人引起放松反应的方法在古代即已存在。他说，经过训练，人们可以通过意念来降低血压、心率、新陈代谢以及呼吸速度，从而感受到轻松自在，健康和谐。

本生还认为，通过采用缓慢的深吸气和深呼气方法以及清除思绪的方法，可以达到松弛目的。他说，我们还可以通过重复以下动作来达到放松的效果：重复朗读某个单词、发出一种声音、做一次静默祈祷或者重复某个动作。我们可以通过冥想、静默祈祷、瑜珈、太极或者慢跑来对付紧张情绪。对于这些方法可以找到自然科学的支持。事实上，最新的神经系统科学表明，对冥想者大脑的扫描很明显地发现那些人的衰老比其他不进行冥想训练的人缓慢得多。

本生看上去就像一位和蔼可亲的牧师。他给我展示了他的放松疗法。首先，我选择一个自己觉得很舒服的单词：温柔。我每呼一次气，我就重复说这个单词。我不得不承认，当时我有些心存疑虑，这能管用吗？但是，这的确让我的思绪随着他的描述飘向远方。这样训练五分钟之后，本生觉察到我的脸部肌肉有了明显的松弛。尽管只过了几分钟，可是当我慢慢睁开眼睛之后，我觉得自己好像已经休息了一个小时。本生说，像这样停止大脑的思考可以帮助身体回归到自然康复状态。

本生对我说："我们的方法能够有效地治疗各种过度紧张、焦虑、轻微和中度抑郁症、失眠、经前综合症以及各种不育症。放松疗法作为现代医疗方法的一个组成部分在必要时可以治疗这些疾病。"

本生还说，人们许多的奇妙灵感都是在他们远离情绪紧张、竞争激烈的环境，如洗热水澡、散步、健身时突然获得。这一点也不奇怪。我们很多的奇思妙想都是当我们思绪飞扬时捕捉到的。

精神紧张除了导致我们白天身体不适之外，它还令我们夜间失眠。5 000 万至 7 000 万的美国人晚上睡眠有问题。有很多人夜间醒来，辗转反侧，思考着尚未完成的工作。紧张的情绪迫使我们毫无睡意，因此而造成的疲惫又使得我们第二天工作时没精打采、压力更重。

大脑和身体

你是否有过这样的经历，当你给医生打电话预约门诊的时候，你开始觉得自己身体转好了。如果你有过这样的经历的话，我可以告诉你，这世上不止你一个人有这种感觉。

其实，你的病灶依然存在，但是，由于你对它们不像以前那样忧心忡忡了，所以你感觉病情有所好转。找一个医生让他认真听你倾诉可以使你感到自己的病情正在好转。有研究证实，如果仅使病人经过简单的诊断程序，他们接下来的身体状况也会比那些未做过任何测试的病人好得多。

如果你怀疑大脑在召唤我们自我治愈能力方面具有强大作用的话，那就请你想一想安慰剂的功用吧。安慰剂通常是由葡萄糖、淀粉等无药理作用的惰性物质构成，外表看上去就像真的药片。大多数医院禁止使用安慰剂，很多医生对此也持不赞许态度，这是因为使用安慰剂和向病人撒谎有关联。但是，很多的内科医生认为安慰剂能对病人产生一定的疗效。

在临床试验中，病人被分成两组。一组病人服用的是抗抑郁药，另一组服用的是糖丸，即安慰剂。参与试验的病人以及给病人药片的医生都不知道哪种药物是安慰剂、哪种药物是抗抑郁药。也就是说，双方都被蒙在鼓里。药片做得一模一样，而且取药时也不可能向病人泄露秘密。一份针对 52 例抑郁症的临床试验报告显示，安慰剂的疗效是抗抑郁药的一倍半。尽管抗抑郁药对于治疗严重的抑郁症患者方面效果更佳，但是，在整个治疗案例中，抑郁症的疗效胜于安慰剂的情况只占48%。

安慰剂的作用不仅只局限于针对大脑。有一些研究证明，安慰剂还能产生生理变化。在其中一项研究中，医生在病人的皮肤疣上涂了一层亮丽的惰性染料，并且告诉病人当颜色褪掉时皮肤疣就会消失。的确像医生说的那样，皮肤疣消失了。在另一项研究中，研究者发现，他们只要对哮喘患者谎称他们吸入的是支气管扩张药，病人就能使气管张开。

安慰性手术？

人要是生病了，做一次安慰性手术怎么样呢？如果对患有关节炎的患者实施假手术，会有什么效果呢？与那些接受真正治疗的患者相比，他们的手术会进展如何呢？在临床副主任医师兼休斯敦火箭队和彗星队队医布鲁斯·莫塞利博士的帮助下，美国休斯敦贝勒医学院的内达·雷博士决心寻找答案。布鲁斯·莫塞利对180例患有骨性关节炎的病人实施手术。其中一部分患者接受了关节镜手术，另一部分患者接受了安慰性手术——只是切开了一个口子，什么都没做。两年之后，与那些接受标准手术的患者相比，接受假手术的患者感觉解除了同样多的病痛，甚至更多。他们还报告说，他们的关节功能也有了改善。

在手术的6个月之后，医生询问测试者是否愿意对另一个膝盖实施手术。有12位患者说愿意。在这12位患者中，有6位是实施过安慰性手术的患者。毫无疑问，不少整形外科医生是不欢迎这样的研究结论的，他们认为应该对关节炎患者进行关节镜手术。

这项研究并不是要对费用为5千美元的关节手术施以威胁，虽然每年有200 000的人做关节手术。但是，这项试验还是证实了“安慰剂效应”潜在的作用。

他们的发现也应证了20世纪50年代堪萨斯大学的研究发现。在那次实验中，医生对心绞痛患者进行了真实和虚假的手术。100%接受假手术的患者说他们的病症有了改善，而仅有76%的接受真手术的患者说病情好转了。

两项大脑影像研究证实，安慰剂的工作方式与真实药物相同。注射假的止痛药能激活大脑具有镇痛作用的神经肽，即内啡肽；而服用安慰剂的抑郁症患者大脑的活动区域与服用抗抑郁药患者的大脑活动区域相同。

一些怀疑者声称“安慰剂效应”是一种神话，没有任何一种安慰剂治疗可以成功地治愈某些疾病，因为疾病是按常规发展。他们或者认为安慰剂效应不是被夸大其词就是纯属偶然。一位病人要是今天生病了，那么明天一定会好起来的。身心保健医疗机构的本生说，有很多的证据表明对安慰剂效应不能全信。

相信安慰剂具有疗效的医生则认为，许多安慰剂效应来自医生与病人之间的互动。使用安慰剂并不是因为缺乏治疗手段，而是缺乏有效的医药。在某些治疗中，使用安慰剂并且相信这种治疗行之有效会对疾病的治疗有好处。

然而，大脑并非永远是值得我们信赖的盟友。如果你认真听电视里播的药品广告，他们都会在广告最后添加一系列的潜在副作用的说明，例如:头痛、呕吐或者疲劳,还说:“这种药品和糖丸的作用一样。”也就是说,测试者中服用安慰剂的患者也经历了同样的副作用。这就是研究者所说的“反安慰剂效应”。“反安慰剂”这一词语来自拉丁文,意思是“我将受到伤害”。它与安慰剂完全相反,因为安慰剂在拉丁文中的意思是“我将喜欢”。由于测试者认为药物(此时乃为安慰剂,但是病人并不知情)具有副作用,那么,他们就时常会体验到这些副作用。这再一次证明,有什么样的期待就有什么样的结果。

英国的一项研究对比试验了某种化学疗法和安慰剂对胃癌患者的疗效。他们发现,接受安慰剂治疗的三分之一患者出现掉发的症状,五分之一的患者出现恶心和呕吐现象。澳大利亚的一项研究利用安慰剂代替合成代谢类固醇,他们发现,使用安慰剂的患者抱怨说产生粉刺以及易怒等暴力倾向,这些症状与使用真正的类固醇药物产生的副作用相同。

这些事情让我再次体会到我们的观念对健康和幸福的深刻作用。其中部分原因在于,负责从大脑传输出信息的神经其数量是向大脑传递信息的感觉神经数量的10倍。大脑接受感觉神经传递的信息,并且将这些信息进行解读。这种自上向下的分析过程能够解读安慰剂与反安慰剂的作用。如果大脑被说服了,感觉就会受到忽视。来自大脑的信号也能深刻影响到我们的生理。大脑可以通过控制激素来与身体产生相互作用,并且通过神经通道来控制从心脏跳动速度到免疫功能的每一件事。

大脑——是一件难以置信的武器,任由你支配。你对这个世界的态度会对你的生理产生真实的作用。保持乐观向上的态度,那么,你的大脑就可以调控你的身体,帮助你更加长寿。一旦对生活抱有负面情绪,那么,你的健康也会因此而受到负面影响。

我不清楚列奥那多·亚伯拉罕究竟还能活到多少岁数,尽管他已经向我发出邀请,参加他下次的生日宴会。而且,我也怀疑他从未认真考虑为了活得更长寿他得改善他的脾气。然而,亚伯拉罕给了我们很深刻的教育。除了我们在长寿领域所做的一切进步,我们手头握着的最伟大的武器非大脑莫属。我们才刚刚开始学习如何利用大脑来控制我们的健康,但是,我们已经知道大脑的这一力量是无与伦比的。因此,你现在是否很好奇,我们对未来应持什么态度呢?哦,那就让我们继续我们的追逐生命之旅吧。

呼叫古普塔医生

培养乐观向上的精神,它能促使你健康又长寿。

每天花几分钟时间练习冥想并且身心放松。做几次深呼吸能够给你带来奇迹般的效果。

一天中要有几次让你的大脑思考减缓下来的时候,并且练习浮想联翩。

避免精神压力,试着改变你对事物的看法。

问问自己,假如你不知道自己的实际年龄,那么你究竟有多大岁数了呢?

如果你有抑郁症,你应该就诊。这对你的身心都有好处。

未来科技与健康

雷・库兹韦尔正努力尝试各种方法以求长命百岁。为了达到这一目标,这位56岁的老人每天都严格遵循着令人难以置信的长寿食物疗法。

雷·库兹韦尔正努力尝试各种方法，以尽可能地让自己活到能看到未来。为了达到这一目标，这位56岁的老人每天都遵循着严格得令人难以置信的长寿食物疗法。他每天要吞下250粒营养补充剂，并且用绿茶送服。这位既是作家又是发明家的老人经常把自己当作试验品——用大量的测试来衡量自己的身体状况：反应时间、记忆能力、触觉能力，和诸如荷尔蒙、维生素等生物化学指标，以及体内的营养物水平。库兹韦尔说，17年前，当他开始第一次自我测试时，他的测试结果表明自己就像是38岁的人，既不老也不年轻。但是，他说，他现在的各项测试指标表明自己拥有着40岁年轻人的体魄。根据他的计算，他的生物学年龄比正常人年轻2岁，而比他的实际年龄则年轻17岁。

在库兹韦尔看来，这还只是个开始。库兹韦尔发明了第一部供盲人使用的阅读器，并且入选美国发明家名人纪念馆。这位未来学家预言，如果他能再多活10到15年，他将充分利用那些具有革命性的人体知识。他还预言，人类寿命的极限现在大约为100岁，但是，未来人类的寿命将在此基础上延长数十年，甚至更长。珍妮·卡尔曼活到了122岁，这位长寿的法国妇女将不再是个例外。她甚至也不再代表长寿的极限。

生活在发达国家中的人将超过她的纪录，只要他们借助科学的新成果。这些科学新成果目前已经浮出水面。

库兹韦尔花费了他一生中的很多时间走向科学的前沿。1965 年，当他还只是个十几岁的少年时，他就出现在史蒂夫·艾伦主持的电视节目《我有一个秘密》中，编写了一个能够创作乐曲的计算机程序。当时，个人电脑还没有问世呢。库兹韦尔毕业于麻省理工学院，目前是麻省韦尔斯利的库兹韦尔技术公司主席。除了发明盲人阅读器外，他还发明了光学字符识别程序、第一个商用语音识别系统等。库兹韦尔是众多思想前卫的研究者之一，他坚信科学将开创一个延长人类寿命的新时代。但是，随着他的一些著作的出版以及全国的巡回演讲，库兹韦尔成为其中最活跃的一位科学家。他最新的两部著作——《奇点临近：当人类超越生理》和《奇妙的旅行：活到永远》为即将到来的科技革命欢呼呐喊。

面对挤满听众的礼堂，库兹韦尔谈论起即将来临的长寿兴盛期。长生不老似乎即将成为一个逐渐壮大的产业。前沿科学家们已经开始运作名叫“长生不老”和“长寿”的公司。而投资者也随之而来，认为人类寿命有可能在已有的科研以及未来无法料想的科学成就的帮助下发生根本性的改变。

库兹韦尔预想着人类寿命发生根本性变化的三个阶段。我们现在正处于生物技术革命中，这是第一阶段。在未来 10 到 15 年中，我们将到达第二阶段，届时我们将重新编写我们的基因程序，以避免癌症、心脏病、糖尿病、甚至衰老本身。他说，接近 2019 年时，我们将迈入第三阶段，开始利用技术在细胞水平上对人体进行改造，以大大延长我们的生命。我们开始了追求长寿的旅程，谈论着实现长生不老的可能性。也许在过去,你会认为这是遥不可及的事。但在库兹韦尔看来,我们正一步一步向它走近。

库兹韦尔告诉我:“这一科技进步不是直线型的,而是指数级的。这一点至关重要。”他还补充说,科学进步的速度是每10年翻一番。他提醒我说:“我们花了15年的时间研究出艾滋病病毒基因序列,但是,我们只花了31天时间研究出了‘非典’病毒基因组序列。”

人体免疫缺陷病毒(HIV)导致了获得性免疫功能丧失综合症(AIDS),即艾滋病。这一疾病在20世纪80年代开始在全世界传播。20年后,严重急性呼吸道综合症(SARS),即非典型性肺炎也席卷全球。“非典”也是由病毒造成的。最早一例病例是2002年在中国首次发现的,并且在“非典”受到控制之前蔓延到20多个国家。库兹韦尔说,研究者们能够在短时间内揭开病毒秘密表明我们在基因序列研究方面已取得了巨大进步。几个月前,当我和库兹韦尔坐在一起聊天时,他如此对我说道:“最终,我们将拥有强大的技术,把我们不健康的基因重新编写程序,从而更新我们的器官。”

库兹韦尔戴着时尚眼镜,留着时尚的发型。当我最初想象着这位激进的科学家长得会是什么模样时,我并没有料想到他的打扮会是这样,尽管他的确会话还没有说完,就从一个话题很快跳到另一个话题,俨然一副学者的气派。在库兹韦尔美丽的新世界中,我们将成为个性化医疗的受益人。在这一医疗体系中,我们的基因组将被扫描以提供未来潜在疾病的线索。我们的细胞也会被最新版本的细胞所替代。或许,他对未来最富奇思异想的预言就是“纳米机器人”不断在我们血液中流动,逆转我们目前已知的所有疾病和衰老的进程。此外,还有一些科学进步即将到来,这些进步不是我们所能预测的,因为科技正发生日新月异的变革。库兹韦尔声称,他希望自己活到1000岁。如果你觉得这话听起来就像是疯了一样,那是因为你未曾和库兹韦尔坐在一起听他说话。

“我认为死亡是一场悲剧。我们许多哲学和宗教都在努力为死亡辩护,认为死亡是一件好事。但是,我们的基本反应是死亡是一件令人悲哀的事情,是知识和人格的巨大损失。”

最后,库兹韦尔认为,我们未来每活一年就能延长至少一年的预期寿命。也就是说,有朝一日人类将获得永生。他以房子作为例子:现在,我们可以修复房子内一切出错的东西;不过,我们目前还并不十分了解我们的身体。但是他说,总有一天人们能够修复DNA(脱氧核糖核酸)并且更新细胞和器官,就像人们修理房子里的一切东西一样。

不幸的是,我们对人体还缺乏像对房屋系统那样透彻的了解。即使是要解开蠕虫和果蝇的衰老过程,也令世界上一些最聪明的科学家头疼。

目前,人们仍在辩论衰老的根源究竟是什么。当我们谈论要阻止或者延缓衰老的进程时,这究竟意味着什么呢?在前面几章,我曾谈到可以从两个方面来研究衰老问题。第一个方面较为广泛,它涉及来自细胞的各种问题的积累。我们的细胞停止分裂,然后变老,最后死亡。细胞和组织的重要组成部分坏损。我们的线粒体,即细胞的“发电厂”,变得不那么有效了。氧自由基攻击我们细胞的组成部分,造成损害。我们的DNA不断突变,从而导致像癌症这样严重的健康问题。蛋白质变性并扰乱细胞的功能。

对待衰老的第二个角度则比较具体化。我们会患上心脏病。我们的结肠会生长肿瘤。老年斑块和神经纤维缠结积聚在我们大脑里。这些衰老的迹象正是我们这些医疗界人士要在它们出现时努力尝试去治疗的。这些都集中到一类被称为“与衰老有关的疾病”里。如果可能的话，这些问题正是我们要推迟或完全避免的。

显然，如果我们停止或推迟上述疾病在老年人中的流行，我们许多人都将生活得更健康，活得更长久。尽管我们仍将衰老；时钟仍会在我们细胞里滴答走动，使生命流失。我们的结局也有可能会像神话人物提托诺斯一样。这个神话几乎可以追溯到3000年前，众神之王宙斯赐予提托诺斯永恒的生命，但没有让他永远保持年轻。因此，提托诺斯逐渐变得衰老无力，不得不自闭房中，整天自言自语。

展望前景

因此，追求永生的一个很明显的目标就是既要活得长寿又要充满活力。这正是我们整本书一直在探讨的核心。我们已经讨论了一些基本东西，一些我们现在能做的有助于抵抗衰老、延长寿命以及保持健康的方法。未来将为我们提供更多的希望。

在科学界，研究人员试图了解生物过程，把它首先当做简单的有机体来研究。希望解开衰老之迷的调查人员已经按照这样的视角研究了一种称为线虫的蛔虫以及果蝇，并且研究了经基因改造的小老鼠。在每一个生物体内，调查人员都发现了与长寿相关的基因。这些基因通过影响精神压力的调节、新陈代谢、胰岛素和血糖水平、细胞的生长和存活、自由基的产生以及通过其他一些手段来使寿命变得更长。当然，客观的讲，这些基因有时也会带来副作用，例如侏儒症，不育，或者增加患癌的风险。

一种叫做 SIR2 的基因使研究人员产生了大量的兴趣。这一基因的变体存在于从酵母到人类的所有生物体内。酵母菌细胞内加入一个额外的 SIR2 基因就能使细胞寿命增加 30%。给线虫增添额外的 SIR2 基因，则能延长它 50% 的寿命。研究人员认为，这种隶属于一个被称为“sirtuins”抗衰老酶家族的基因，可以帮助生物通过调节生存机制而在逆境中生存。

SIR 的意思是沉寂信息调节因子。SIR2 基因能够有效地使周围区段的基因“沉寂”，导致遗传信息不能被转录。如果能长时期地激活 SIR2 基因，就能“饿死”疾病，从而延长寿命。SIR2 基因是如何做到这一点的，目前尚不知晓。即使现在已经掌握了这一信息，我们还没有能够制造出永恒不死的蛔虫或者果蝇——至少目前还没有。

认识 SIR2 基因或许有一天能帮助我们远离疾病，活得更长久。这是因为我们人类和其他哺乳动物都拥有一种基因，称为 SIRT1。对实验鼠的研究表明，SIRT1 基因编码的蛋白质能使某些动物的细胞经受住紧张压力，还能增强细胞修复机制。

还记得我在第二章里谈到过的限制热量的饮食吗？看来热量限制可以激活 SIR2 基因。限制热量的饮食所产生的压力似乎可以使 SIR2 基因更活跃，从而激发了我们体内的保护机制，促使我们活得更长寿。如果限制酵母、蛔虫以及果蝇的热量，那么 SIR2 基因的活动就会增强。这些生物也就活得更长。如果去掉 SIR2 基因，限制这些生物摄取热量是无法延长它们的寿命的。

红酒中的白藜芦醇(Resveratrol,我们曾在第三章中谈到)帮助了法国人获得长寿,尽管法国人也好肥腻食物,而且吸烟也较为普遍。这是因为白藜芦醇可以激发 SIR2 基因。给酵母、蛔虫以及果蝇提供白藜芦醇,它们的生命就会延长——即使不对它们限制热量。事实上,食用白藜芦醇的果蝇可以想吃什么就吃什么,依然能够享受长寿给它们带来的生活乐趣。

制药厂商正在研发符合现代口味的新型食物,这些食物将有助于减缓我们的衰老进程。实际上,一个品牌叫"Acomplia"的减肥药利莫那班已经投放到欧洲市场,用以治疗超重得极为危险的病人。"Acomplia"是首批通过调节人体分泌大麻素的方法达到调节胃口、体重、新陈代谢和能量消耗的药物。这一药物有望在 2007 年得到美国食品和药物管理局的批准。同时,制药厂商也在研发调节食欲的激素,即生长素。即使这些药物研发成功了,它们也不太可能成为减肥的神奇"子弹"。服用"Acomplia"也得配合饮食和锻炼。而且,这一减肥药是用来治疗那些有可能会患上糖尿病或者心脏病的肥胖者,不是针对那些想减掉几斤赘肉的人。

科学家还对一些最长寿的美国人进行研究,调查他们的 23 对染色体,以便找到他们长寿的原因。他们利用最新的扫描技术来寻找长寿基因,这种基因能阻碍我们机体老化或者至少延缓机体的衰老。虽然基因对我们寿命的影响只占 30%,但是,找到一种能够影响寿命长短或者何时患上老年疾病的基因,将会在超越生命极限方面获得巨大的进步。研究长寿者的基因有助于药品开发商制造出控制衰老进程的药物。

寻找长寿的秘诀

今天,每1万人中就有一位活到了100岁,其中大多数是妇女。那些能够幸运地活过100岁的人通常也令人惊叹地保持着良好的健康。首先,那些百岁老人往往看不出已有100岁了。不知怎么的,对他们而言,岁月之流沙似乎要比我们流动得慢些。其次,许多百岁老人患上心脏病或其他一些与年龄有关的疾病要比他们的同龄人晚几十年。最明显的问题是:为什么会是这样呢?难道他们有一定的遗传优势?或者他们吃的东西具有延年益寿的作用?

1998年,尼尔·巴斯莱博士在纽约的阿尔伯特·爱因斯坦医学院开始了长寿基因工程的研究。巴斯莱一直都在研究限制热量的动物,但是遗传对寿命的影响逐渐引起了他的好奇。巴斯莱和他的同事研究95岁及以上的德系犹太人。他之所以选择德系犹太人,是因为相对说来他们是基因同源。瘟疫、战争和反犹太主义的迫害使他们的人口到17世纪时减少到大约几十万。这一群体相对较小(从人口的角度来看),然后,他们经历了一个人口迅速增长的时期。这一少数的"创始者"使我们更容易找出德系犹太人的遗传差异。卵巢癌和乳腺癌的基因就是最初在研究德系犹太妇女中发现的。

现在,巴斯莱博士正从那些独立生活着的健康的德系犹太人中寻找与长寿有关的遗传标记。这位以色列出生的医生说,他并不是在寻找生命源泉。他只是设法为我们每个人找到一些方法,让我们可以充分利用我们目前已经掌握的信息。他认为,科学和医学有其巨大的作用。他还以自己的家庭为例来说明知识的进步是如何帮助他和家人延长寿命的。

他的祖父68岁时曾心脏病发作，并因此而离开了人世。他的父亲也恰巧在68岁时心脏病发作，可多亏有了较好的医学治疗，他才活了下来。当我们和巴斯莱博士交谈时，他的父亲已83岁了。巴斯莱博士认为，如果他和其他科学家能够弄清楚如何延缓衰老过程的话，人类有可能健康地活到100岁，甚至120岁。

为了找到有关衰老的遗传线索，他和他的同事们为那些95岁以上的老人安排了“家庭团聚”，他们的孩子以及孩子的丈夫或者妻子都前来参加了。当家庭成员聚集在一起时，研究人员给他们进行了短期体检和心理测试；给他们测量身高、体重、体脂和温度；然后还采集了他们的血液样本。巴斯莱博士已收集到近400个家庭的数据。从这些家庭采集到的血液现在存放在他实验室隔壁一个超大冷冻柜里的小瓶子中。这个实验室位于布朗克斯区阿尔伯特·爱因斯坦医学院内。

巴斯莱博士发现，与年龄有关的疾病如高血压、糖尿病、心脏病以及中风在百岁老人中已经推迟了约30年，他相信基因对此发挥了重要作用。他说，事实上你年龄越大，基因发挥的作用也越大。他还说，到100岁时，遗传比环境起到更重要的作用。他发现百岁老人中有些人到了中年就已经得了肥胖症。他还发现有些百岁老人吸烟史超过了90年。确切地说，90多年来一天两包烟。他还发现了百岁老人中其他的不良健康行为。不知怎么的，这些人都很长寿。他们藐视了困难；他们避免了死亡；他们回避了疾病。如果他们的基因起到了某种作用，那么，他们就有可能将这些基因遗传给后代。这些长寿者的孩子也应该有可能活得比普通人更长。正如你所猜测的，事实的确如此。巴斯莱博士已经发现百岁老人的孩子通常比他们的配偶更健康，虽然他们的饮食习惯和生活方式基本相同。另外一项正在进行的“新英格兰百岁老人研究”发现，与普通平均寿命者相比，百岁老人的兄弟姐妹活到90岁的可能性是他们的4倍。

这背后究竟隐藏着什么原因呢？巴斯莱博士已经发现了一些线索。长寿似乎与高水平的高密度脂蛋白胆固醇（“有益”胆固醇）和低水平的低密度脂蛋白胆固醇（“有害”胆固醇）有关系。他说，那些高密度脂蛋白分子较低密度脂蛋白分子多的人更有可能长寿，因为这将降低患心血管疾病、高血压以及胰岛素抵抗的几率。低密度脂蛋白胆固醇黏附在血管壁上，变硬并结成斑块。随着时间的推移，斑块引起血管变窄，从而增加心脏病和中风的危险。高密度脂蛋白似乎产生相反的效果，它能够清理血管。“有益”胆固醇水平通常随着年龄的增长而下降，但是百岁老人却是例外。巴斯莱博士曾经遇到有些百岁老人的高密度脂蛋白胆固醇水平比预期的要高2倍。高水平的高密度脂蛋白胆固醇似乎也与老年人的心理能力有关。

如果你有兴趣提高自己“有益”胆固醇的水平，你可以尝试喝适量的葡萄酒，但这只能使你的高密度脂蛋白增加一点点，不可能达到百岁老人那么高的水平。

巴斯莱博士不仅了解到了百岁老人的“有益”胆固醇水平，他还发现他们有三个基因比普通人多。65岁的老人中大约有8%至12%的人拥有这些基因；而百岁老人中则有24%至32%的人拥有这些基因。当然，这并不证明这些基因就是长寿的原因，但它们肯定与那些获得超常寿命的人有关。平均说来，拥有其中一个基因的人比那些不具备这些基因的人要多活4年。这是一个巨大的数字。巴斯莱博士说，如果你能在药丸里研制出这些基因的保护能力，那么，其效果要比治好心脏病更卓越。

进行“新英格兰百岁老人研究”这一项目的人员也在探索长寿的遗传基因。他们在人体的第4染色体上发现了长寿基因区域,这一区域中至少有一个基因与长寿有关。他们是经过研究137对长寿兄弟姐妹的基因后找到这一发现的。

由于女性的寿命较男性长,因此,有可能是X染色体使妇女占据了优势。女性有两条X染色体,而男性只有一个。

巴斯莱博士认为,人类可能拥有100个长寿基因。其中一些基因可能参与了人类的长寿,但其本身不能促进长寿。巴斯莱博士目前正在全世界500 000个不同的地方寻找百岁老人的基因组。他希望借此发现哪些基因对长寿起作用。基因通过两种方式来帮助我们活得更长久:它们可以减缓衰老过程,或者可以预防老年性疾病。

新 药 物

其他领域的科学也在向前发展,有可能对我们追逐生命产生深远的影响。所谓的核糖核酸(RNA)干扰(RNAi)有可能变革药物研发工作。科学家认为,有朝一日它有可能被广泛应用于治疗各种疾病,例如艾滋病毒感染、癌症、肝炎、黄斑部变性和高胆固醇。

大多数药物的作用与某一蛋白质活跃区域有关。它能够关闭产生不良作用的化学通道。让我们以百忧解或左洛复抗抑郁药物为例。这些药物对大脑的受体部位产生作用,阻止增强情绪的化学物质羟色胺的吸收。你可能听说过这些药物被称为SSRI,即羟色胺再摄取抑制剂。这些药物抑制血清素的再摄取,使大脑的化学物质保持在较高水平。

寻找与蛋白质活跃区域有关的分子是件困难的事情，而且有些进程不是用传统方式就可以阻挡的。在某些情况下，与其破坏蛋白质，还不如将它摧毁。这正使RNA干扰有了用武之地。RNA是单链DNA的近亲。这一分子正是制造蛋白质的中间步骤。在细胞内导入与特定基因序列相同的双链RNA，蛋白质就有可能被摧毁。由于基因通过指导蛋白质的合成来表达自己所携带的遗传信息，因此从根本上讲，RNA干扰使医生获得了关闭基因的权力。这对医生而言是一个极其强大的工具。

目前，瑞士的研究人员已经利用RNAi技术来延缓老鼠的肌萎缩侧索硬化症(ALS)，这一疾病有时也被称为卢伽雷病。该技术也已成功地运用于猴子，关闭了一个与胆固醇代谢至关重要的基因。根据《自然》杂志在线版的报道，猴子胆固醇水平减少了三分之二。正当我写这篇文章的时候，研究者们正在对治疗黄斑部变性的RNA干扰药物进行人体试验，黄斑部变性是导致成年人失明的最常见的原因。这些药物的目的是阻止引发疾病的蛋白质的生产。毋庸置疑，如果试验成功，它将不仅为那些遭受黄斑部变性折磨的患者带来福音，而且也给整个医学界带来了光明。RNA干扰可能成为现代医学武器库里防治疾病和衰老的一个强大工具。

由于基因编码蛋白质，因此，巴斯莱博士找到的每一个长寿基因都可能为药物干预提供机会，以帮助人们抵御岁月的蹂躏。

“我们迄今所发现的一切都可以被运用到药物治疗。”巴斯莱博士说道。不幸的是，制药公司还没有对此显示很大的兴趣。他说：“研究衰老的一个令人头疼的问题在于你是不可能在第二天看出抗衰老的效果的。这得等上 8 到 10 年才能看出其效果。”因此，测试有可能投放市场的抗衰老药物的成本大约为 5 亿美元。

这并不是说制药公司对于研发有助于人类延年益寿的药物不感兴趣。有一家制药公司已经在生产一种能提高高密度脂蛋白的药物。《商业周刊》也报道说，辉瑞公司花费了 8 亿美元去研发一种药丸，这种药丸试图将提高高密度脂蛋白与被誉为“重磅炸弹”的能降低低密度脂蛋白胆固醇药物阿托伐他汀（立普妥）结合在一起。然而不幸的是，这一试验遭到了失败。

与益生菌、益生素为友

在 21 世纪，研究人员梦想用别的方法保持健康。细菌通常不被认为是我们的朋友。毕竟，细菌是一系列疾病的起因，从食物中毒到链球菌喉炎。研究人员想办法用细菌治疗癌症和肿瘤。沙门氏菌因其造成食物中毒而臭名昭著，但它在人体肿瘤中也能存活。有关修改沙门氏菌以破坏肿瘤细胞的人体试验正在进行中。调查者们开始进行动物实验以判断产毒的诺维氏梭菌能否被用来溶掉死去的内部肿瘤。他们还研究转化李斯特菌——导致食物中毒的一种致命食源性致病菌，使它更像肿瘤分子从而诱使人体产生自身抵抗以攻击肿瘤。

利用生存在我们体内的细菌来促进健康的方法也引起了研究人员的注意。圣路易斯的华盛顿大学的基因组科学中心主任杰弗里·戈登认为，我们可以利用肠道中的细菌调整新陈代谢以保持体重而不增肥。益生菌和益生素是用无菌的方式来操纵我们的肠道细菌。人体肠道有

10兆到100兆微生物，大约500到1000种。这些细菌、古生菌（在极端的环境中生存的细菌）以及病毒在数量上大大超过我们自身细胞数的10倍，但直到最近，我们对他们仍知之甚少。

这些细菌共用一个好听的名字——微生物，但他们却比寄生虫还多。他们另一方面破坏了难以消化的植物纤维，使之变成我们的营养。例如，我们体内的微生物分解多糖——一种来自于面包和比萨等食物中的碳水化合物。微生物还帮助我们存储脂肪。

然而，我们的肠道细菌因人而异。当我们还在母体的子宫里时体内并无细菌，但从产道出来的那一刻就开始沾染细菌。我们最终拥有一个独特的微生物群，虽然从显微镜看到的是不变的、等量的。如果这些细菌擅长消化食物以及存储脂肪，那我们是否更容易变胖呢？根据一项估计，人体消化系统的细菌差异将使一些人比其他人每天多吸收百分之三十的热量，却不会变胖。

如果我们能操控这些微生物会怎样呢？我们能改变微生物使脂肪存储中的热量减少吗？我们是否不太会容易变胖呢？这些问题使是研究人员兴奋不已，并且促使我们研究起益生菌和益生素。

益生菌包含活细菌和其他对我们健康有利的微生物。你也许从未有意识地想把益生菌吃进肚子里，但你肯定吃过。那是因为酸奶含有活性嗜酸乳杆菌。益生菌也存活于其他发酵的奶制品中。酸奶近年来已被认为是延年益寿的食品，L嗜酸菌能提高肌体免疫能力，提高细胞因子、参与免疫机能的信使分子的水平。益生菌的主张者们认为，我们应特别注意，如果我们吃得很差，或者刚拉过肚子，那么在接受抗生素治疗后，肠道中对我们有利的细菌数量将减少。

益生素是一种从饮食中摄取的能有选择地增加直肠中细菌数量的非生物膳食补充剂。你就像喂养宠物般喂养着你肠道中的细菌。当然，我们还是不清楚我们体内的所有生物体。但我们知道微生物基因数超过我们自身基因数的100倍。这就是为什么戈登喜欢称这些肠道居住者为“这个庞大的社区”。他在谈到它们时就像我们谈论一个只去过一两次的不断延伸的郊区。他还喜欢将人体称作一个“生物群落”，因为我们与细菌们共享着同一个躯体。

因为它们是消化中不可或缺的一道程序，戈登认为，我们也许能招募这些微生物参与到消化中来。戈登在他的无菌试验中培养了一些无菌的老鼠。没有了肠道中的细菌来帮助消化，这些无菌鼠要比不在无菌环境下的老鼠瘦。事实上，这些无菌鼠能饱食而不发胖。当它们回到一个普通的有菌的环境时，竟然变得和其他的鼠一样肥胖。戈登认为细菌不只有益于消化。他说，肠道细菌还支持着老鼠的一个关键基因，这个基因叫做“引发禁食脂肪细胞因子”，简称 FIAF，它能抑制脂肪堆积。抑制这个基因会导致更多的脂肪被储藏。无菌鼠没有抑制这个基因所需的蛋白质，因此他们能保持苗条。

“我们很高兴开始对自身有所了解”，戈登说，“我们将进入一个营养个体化的阶段。”

戈登说，我们也许有一天能“操控微生物群或者利用微生物来教会我们如何操纵我们的生物体，以及利用它们作为确立治疗目标的途径”。换句话说，如果我们不能利用它们消化食物同时又不增加脂肪储量的话，我们也可以从它们那儿学会模拟更多的有益微生物的行为。

转化病毒

病毒有一天也能成为朋友而非敌人。研究人员在想办法改变病毒，使之成为对抗癌症的强有力的武器。在1997，英国的博士们收到联邦医学权威的特别批准，将活的单纯疱疹病毒注入一个21岁男子的大脑以攻击脑中的神经胶质瘤。这项治疗在世界上还是第一次。治疗起作用了，肿块消失了，这个曾被宣布只有四个月寿命的男子好好地活下来了。直到我写这本书时，他还活着。

苏格兰格拉斯哥大学神经病毒学家莫伊拉·布朗领导他的小组研究HSV1716病毒，并且开了一家公司资助这一项目的研究——十字军实验室。该英国公司从疱疹病毒中提取了一种能促进该病毒生长的蛋白质。当它被注入体内后，该病毒从癌细胞中提取同种促进生长的蛋白，最终导致肿块萎缩，甚至消失。这样做的目标是杀死癌细胞。当疱疹病毒遇到不含这种促使生长的健康细胞时，它就会停止散播。

十字军实验室使用单纯疱疹病毒治疗神经胶质瘤得到了欧洲的赞赏。十字军实验室成员还在进行临床试验用病毒治疗卵巢和其他癌症。美国的研究人员也在进行病毒治疗大脑及肝脏肿瘤的研究。

病毒治疗法因为病毒能用准确定位的方法攻击癌细胞且副作用小而前途似锦。有别于化疗和理疗，病毒治疗法能破坏癌细胞并保护健康细胞，且便宜得多。根据一项估计，化疗每杀死六个癌细胞就会杀死一个健康的细胞。相比之下，病毒每杀死一千多个癌细胞才能杀死一个健康细胞。

被替代的你

雷·库兹韦尔是那些想法更多的人中的一员。他们相信总有一天我们能用自己的细胞制造被替代的器官。当我们的心脏、肝脏、肾脏或肺变老了,我们有一天能替换它们。位于北卡罗莱纳州温斯顿-塞勒姆的威克森林大学的安东尼·阿塔拉博士最近史无前例地用病人自身的细胞制造了一个新的膀胱。因而,他成为第一个在试验室中培植了人体器官并植入人体的科学家。

调查中,我们和他的一个叫做凯特利恩·麦克纳马拉的16岁病人进行了交谈。她天生患有脊柱裂,这是一种会阻碍大脑发育和抑制脊柱生长的罕见的天生缺陷。随着她的成长,她的父母意识到她的膀胱不能正常工作。检查发现她的膀胱只有嵌环大小且不能存储正常数量的液体。不能在膀胱储蓄的排泄物就会流回到她的肾脏。这样,她的膀胱就会被撑破,无法控制的麻烦就会到来。更糟糕的是,她的肾脏逐渐坏死。医生让她选择,要么利用肠道制造一个膀胱(这是一个复杂的外科手术),要么尝试用她自己的细胞制造一个新的膀胱(这是一个仍处于试验阶段的方法)。她听从了阿塔拉的建议,成为选择尝试新技术的7个病人中的1个。所有这7个人的膀胱现在都能存储更多的排泄物,他们的失禁也减少了。

阿塔拉为她的膀胱作了比邮票还薄的切片,将肌肉组织和膀胱细胞分开,放到培养皿中。当细胞数足够多时,它们被放到一个膀胱形状的三维模具中生长。几周后,这些细胞制造了一个膀胱,并被嫁接到病人原有的膀胱上。阿塔拉绝不是这个领域的唯一一人。软骨细胞正被从病人身上提取并培养,这样就能为烫伤者制造局部皮肤。而这一切仅仅只是个开端。

在试验室中培养比膀胱更复杂的器官还有大量试验要做。即使有阿塔拉在生物工程中作出了了不起的壮举，我们还是要记住他并未替换病人的整个膀胱，那得将膀胱和尿管相连，而尿管则将尿液从肾脏运输到膀胱中。他只是将新膀胱嫁接到现有的膀胱上。

真正的理想是用病人自己的细胞创造的组织和器官。这些含有基因的细胞体比大米还小，在受精后开始生长，几天就能成为体内200多种的细胞。皮肤、骨头、心脏、肺和大脑都从这些原始细胞而来，尤其是人体的主要细胞。人们可以将干细胞变成一个新的心脏或肾脏，而这些器官不会引起任何排斥的风险。

为了做到这一点，科学家们会从你的手臂或者体内的其他地方提取一个单细胞，从细胞核中提取DNA，并培植到一个去核细胞中。它将生长5到7天，直到胚胎细胞形成。从那时起，这些细胞将被提供特别的营养和成长要素以形成所需的细胞。单纯为了使用细胞而制造胚胎被布什总统和其他人认为是不道德的，但是，世界各地的科学家们对此项研究乐此不疲。人体胚胎干细胞现在倍受瞩目，但是，干细胞一直到1998年才被发现的。

然而，胚胎并不是培养干细胞的唯一地方。它们也可来自骨髓、脐带和其他组织，但是它们转化成各种类型的细胞的能力弱于胚胎干细胞。干细胞在近年来为临床试验带来希望和争议，其实干细胞治疗并不是件新鲜事，它已被用来治疗癌症有30多年了。它被称作骨髓移植，用于那些骨髓组织被化疗和理疗损坏的病人身上。

干细胞能使人年轻的观点最近才形成。干细胞有望被用于治疗破坏性的和进行性的帕金森病。其他人预想用干细胞治愈 I 型糖尿病,一种因胰腺中产生胰岛素细胞的减少而引起的疾病。干细胞还有望帮助因脊柱受损导致麻痹的人们重新站起来。加利福尼亚州大学的研究人员报道说,用干细胞治疗的麻痹鼠已经能走路了。干细胞也有希望治疗糖尿病鼠,并有助于治疗患老年痴呆症和帕金森症的老鼠。

当我写到这里,加利福尼亚一家名叫杰龙的生物医药公司宣称即将获准实行第一项用胚胎干细胞治疗脊髓的人体试验。其他美国研究人员声称,他们也将获得 FDA 的许可用干细胞治疗老年斑、修复心肌、重造受损肌肤。其他人也在用胚胎干细胞来替代受帕金森病影响的细胞。

有关干细胞其他用途的设想还包括给囊性纤维化患者一个新的肺,给盲人新的眼角膜或视网膜组织,给聋子新的内耳细胞,给光头新的毛囊细胞,给 II 型糖尿病患者新的能产生胰岛素的细胞。老年人将从中受益,替换病变的或受损的脑细胞、肌肉、骨头、软骨和皮肤。这些可能性都很大。甚至有人说干细胞能被用作制造新牙。

最大胆的预测也许莫过于干细胞在制造整个新器官方面的潜力。如果你有心脏病,可以用你自己的细胞重造一个新的心脏。这就接近雷·库兹韦尔曾做的比喻,那就是,就像在房子里面解决问题一样解决人体内部问题。它将解决你体内的某个器官比其他器官老化速度快的问题。这直接把我们带入了一个长生不老具有可能性的王国。

尽管大量的媒体把注意力放在了干细胞实验上,但我们离自生器官或其他利用干细胞解决问题的潜在医学用途也许还有好多年的时间。不过,早期试验为干细胞的前景作了一番展望。例如,胚胎干细胞能在培养皿中长成心脏肌细胞并聚集起来和谐地跳动。然而,将该心脏组织移植以帮助心脏病患者恢复健康仍将面临更多复杂的挑战。

制造你自己

还有一个能替代手指和四肢,甚至部分受损器官的办法。这个办法由于人们过于关注干细胞而被大大忽视了,那就是重新制造一个。这是可行的。人类能重造肝脏,即使大部分肝脏是经外科手术移植的。我们也能造血以及制造最外层的表皮。孩子甚至能从指甲盖上长出指尖。当然,这和能再生肌体的泥鳅相比简直微不足道。两栖类,例如泥鳅和某些鱼类能再生身体的其他部分,如大肠和脊髓,甚至部分心脏。它们将伤口处的成熟细胞变为不成熟,并聚集成胚基。然后,这个胚基再生出失去的肌体。

人类和其他哺乳动物会在伤口上结疤,而不是把成熟细胞变为不成熟重生组织。一些科学家认为,我们进化成这种方式是因为这使我们减少了癌变的几率并拥有更强有力的免疫机能。但研究人员正在研究使器官变为胚的化学程序。他们认为,如果能用药物治疗模拟胚中器官的成长,那么有肾脏缺陷的成人就能长出一个新的肾脏。对一种被称作7号骨形态蛋白的测试表明,它能扭转组织损伤与疤痕,并提高肾病患者的肾功能。

在2005年,当一种被简称为“MRL”的鼠种重新长出被切断的四肢甚至部分心脏、肝脏和大脑时,哺乳动物有再生器官潜力的提法得到了支持。更令人惊讶的是,将“MRL”鼠种的细胞注入普通鼠体内后,能使后者再造组织。所以,我们离生命的不朽又近了一步。

调慢时钟

一些调查人员认为我们需要深思如何调慢生命的进程以获得长寿。他们认为，衰老的根本原因在于细胞中的香肠形发电厂——线粒体因氧化损伤而老化。他们推定，使线粒体变年轻能使时光倒转。原因是：每个线粒体有它自己的DNA，它们不同于细胞核中的DNA。由于这个又小又圆的DNA是细胞产生能量的地方，它直接与自由基接触并产生线粒体DNA突变。更糟的是，线粒体无法像细胞核那样修复受损的DNA；它们比细胞核DNA复制得更快速，并且被一种很容易出错的酶所复制。因此不难理解，线粒体中的DAN突变得更快速。老年人的线粒体DNA通常会有一系列的突变。科学家们甚至对同一个人测试了十五年，发现线粒体的突变在增强。当突变到达一个临界水平，细胞中的能量生产就会逐渐降低并最终导致细胞死亡。当大脑、心脏或其他器官中细胞的死亡速度大于再生时，就会造成我们部分功能的丧失，即走向衰老。

研究人员开始尝试操控线粒体。他们制造了更易发生突变的老鼠。结果，这些老鼠很早就死去了，并且在相当年轻时就表现出衰老的迹象，例如掉头发、弯腰、听觉丧失，以及骨质疏松。单凭这些不足以证明自由基导致的线粒体损坏是衰老的根本原因。不过，研究人员接着做了些研究以便证明该论点。还记得第三章提到的过氧化氢酶即抵抗自由基的那种过氧化氢酶吗？当老年医学家彼得·拉比诺维茨和他在华盛顿大学的实验组为线粒体提供更多的过氧化氢酶时，老鼠多活了20%的时间，并且那些与衰老有关的疾病，诸如心脏病比平常晚出现。现在，向线粒体注入过氧化氢酶还非常难，我们不可能在短时间内通过过氧化氢酶治疗来延缓线粒体的衰老。

破解密码

在23对染色体的末端有一串DNA，很多年来科学家猜测它们与遗传无关。它们被称作端粒。端粒的排序不断重复，组成1万多核苷。端粒位于每个染色体的末端，包含我们人体的DNA。每当细胞分裂时，端粒的排序缩短。端粒的减少会维持一段时间。当它们短到一定程度时，DNA就无法正常折叠，于是细胞就会停止分裂。这个过程在人体体细胞内只需290天左右（这些细胞不参与繁殖）。只要一个染色体上的端粒变得很短，细胞就会中止分裂。基因到端粒末端的距离显然也影响着基因的行为，并且有可能在衰老中扮演一定的角色。

我们染色体上端粒的长度与长寿有关。拥有长线粒体的人比线粒体短的人平均寿命更长。你不用惊讶，女人的端粒缩短速度比男人慢，她们也活得更长。有冠状动脉疾病的人的端粒一般较短。生育过有慢性病孩子的女人，其端粒比别的女人短。因为我们按照预定的速度缩短端粒，而这些女人的细胞据称比其他生活压力小的女人要老9到17年。短的端粒也会提高患传染病的风险。

现在研究人员在测量端粒以获得我们生物钟变慢的信号。例如，伦敦圣托马斯医院的蒂姆·斯佩克特测量了1 122位18到76岁女性的染色体末端的端粒长度。斯佩克特发现年轻女人的端粒长度是7 500个碱基对长。它们的长度平均每年缩短27个碱基对长，但生活方式会戏剧性地加速这个“时钟”。斯佩克特把这些测量数据作为他的衰老时间表，并得出结论，例如，从生物角度而言，吸烟者比不吸烟者平均早衰老4.6年，而肥胖者比瘦女人早衰老8.8年。根据斯佩克特的估计，一个肥胖的吸烟者比一个瘦的非吸烟者至少早衰老10年。研究人员希望有一天，酶——准确的说是端粒，能有助于研究人员逆转衰老进程，使端粒维持长度，甚至变长。这就能制造一个完美的、永生的细胞，并成为获得长寿的关键。

在未来，科学家们将尝试通过延长端粒以延长细胞的生命，从而转变细胞的时钟。这个目标是制造一个永生的细胞，但我们应该小心地使细胞不受它自身的自然寿命的限制。我们对这种永生的细胞早已熟悉，它们就是癌细胞。问题是我们如何有选择地把一些细胞变年轻的同时不把这头"野兽"放出来。我们拥有比其他生物更多的细胞，而且我们还比这些生物活得更长，所以，我们也许需要缩短端粒以阻碍癌症的发生。

纳米技术

正如我前面提到的，雷·库兹韦尔对未来永生的最后远见是纳米技术。纳米技术这一概念最初是由科幻小说炮制而成的。他和其他人把这种原子级工程视为一种可以重新编写我们身体系统的方式。纳米显微镜将在我们的血液里航行，打击病原体，纠正DNA突变，并且扭转衰老的进程。纳米机器人也将取代我们的消化系统和心脏，接管体内运输氧气和二氧化碳的工作。他甚至预测，纳米机器人将在我们的大脑内循环流动，使我们更聪明。库兹韦尔把这一转变比喻为用人体的2.0版代替1.0版。

目前，科学家已经研制出一些纳米技术，例如，通过直径只有7个纳米的纳米孔胶囊给糖尿病鼠提供胰岛素，或者通过纳米针头将药物注射进肿瘤组织，以及捕捉小牙中的单个细胞。他们甚至制作出一种微型机器，部分由肌肉组织驱动，部分由机器驱动，依靠葡萄糖作为燃料。有几十家公司和实验室致力于纳米研究，并且几乎每天都有新的突破。

库兹韦尔众多的预测中有一个已经迈向现实，研究人员在麻省理工学院已开发出一种技术可以让纳米粒子集合在肿瘤内。聚合物纳米粒子大到足以被核磁共振成像仪检测到。

“冷冻人”与大冷冻

当然，如果你认为这些都不能奏效的话，你还可以尝试让你的身体停止运作。你可以事先做出安排，要求把你的身体冷冻，直到科学先进到可以让你恢复生命、重返健康时，再被解冻。

为了写一篇新闻报道，我们跟布赖恩·哈里斯聊了聊。他是位29岁的父亲，已经做出安排，要求在他死亡后冰冻他的身体。哈里斯告诉我，他正期待着未来与他的后世子孙见面。哈里斯是一个小群体中的一员，这个群体估计人数为1000人，他们自称是“冷冻人”。一旦他们合法地死亡后，冷冻进程立即开始。最理想的状态是，在刚死亡的几分钟内就开始这一冷冻进程。这样做的目标是继续让组织保持存活。考虑到这一点，人体的血液和大量的水被取代，以防止形成破坏组织的冰晶。当冷冻过程完成后，身体，或者有时仅只是头部，储存在类似于巨大保温瓶的液氮容器里。人体冷冻并不便宜。亚利桑那州的阿尔科生命延续基金会有可能是世界上最大的一家吸引“冷冻人”的公司。在这个生命延续基金会里,存放整个身体的费用为15万美元;存放头部和大脑是8万美元。已有700个人与阿尔科生命延续基金会签署了在他们死后冻存的协议。在现有的73位客户中,有一位叫特德·威廉姆斯。他是棒球明星,逝世于2002年。类似的一家公司也于2005年在佛罗里达州开设,公司的名称显得很乐观,叫"暂停生命公司"。

外科医生正在探索如何将病人冷却到假死状态——心脏停止跳动、将血液从身体里抽干、脑电波活动中止。目前,我们这些神经外科专家能够诱使病人昏迷,甚至利用药物和低温停止他们心脏和大脑的活动。这是非常有用的。举个例子吧,如果你是神经外科医生,你就需要利用这些技术切除那些很难接触到的脑动脉瘤。由于没有血液流经大脑,因此在执行手术时,大脑就不会出血。停止人体一切活动的能力仍有待发展,目前还只在猪的身上进行实验。如果医生在修复伤口和其他人体损伤时能够将人体的一切代谢活动延缓几个小时,那么,是否可以将这一技术进一步提高到能够无限期地暂停生命——或者直到科学发展到能够解除病人的痛苦呢?

当然,目前的技术尚未能够恢复那些已经死亡和冻结者的生命。大多数用于移植的捐赠器官只能保存24小时——保存心脏以及更为复杂的器官还达不到24小时——何况它们还不是能被冷冻或者解冻。尽管如此,希望——虽然不是来自"冷冻人"他们自己——永存。

史蒂夫·哈里斯博士,阿尔科生命延续基金会一位医疗主任告诉我们:"我认为,不管是以什么方式,将冷冻人恢复生命几乎是不可避免的,就像登陆火星是不可避免的一样。"一些相信人体冷冻学的人甚至为未来制定了财政计划,建立"个人复活信托基金",为他们的复活而避免囊空如洗。

尽管你读了这些,我并不建议你掏出你的支票或者开一个“人体冷冻”储蓄账户。虽然我对未来以及科学前景充满信心,但我还是认为,要实现梦想以及挖掘潜力仍要走很长的一段路。如果你能做到这一点,那么,您的未来就已经在眼前了。

健康之路在脚下

每天，我们都会和死神擦肩而过，生命是如此珍贵！

本书为你提供健康建议既重要又客观，它们最终会帮助你改善生活，延长寿命！

很有可能当你购买这本书回家时，你是想寻找延长寿命、提高生活质量的方法。你完全有理由现在就这么想。也许某一天早上醒来，你站在浴室镜子前发现头上又添了一根白头发或者脸上又多了一条皱纹。也许你刚经历了失去亲友的巨大悲痛。也许你目前的状况极其严重，当你阅读此书的时候，你正躺在医院病床上，或者你刚从病魔手中侥幸逃脱。每天，我们都会和死神擦肩而过，而我们听到、看到或者经历过的死亡都在提醒我们，生命是如此珍贵！有很多事情不是我能帮助你去掌控的。在生活中，你会遇到很多挫折和挑战，而你得尽你所能去克服这些困难。

不过，这本书的确是在告诉你哪些事情是你能够而且也必须去控制的。仔细观察你现在在生活习惯中所起的细微变化，我确信我们已经朝永恒的生命迈进了一步。你已经开始发号施令，掌控你的健康和生命。你可能尚不清楚你的躯体和你的大脑能给你带来些什么。不，你大可不必等待利用干细胞或者人体冷冻法来治疗疾病，我也不会向你提议去购买几百美元的维生素片剂。我们也没有必要因为有家族遗传史就向疾病俯首称臣。

有些人正一步步地将他们的生命极限往前推进。这些人不满足于生命逐渐枯萎，身体逐步虚弱，也不愿意感到自己毫无价值。相反，他们正努力获取生命之永恒——想活多久就活多久，直到生命的最后一息。

我们得好好想想为什么一位运动员直到86岁才开始参加体育竞赛，但是通过刻苦锻炼他活得那么自信优雅。我们还得想想是什么促使一位年愈103岁的冲绳岛女子依然坚持上班，还新交了一位男朋友。你甚至可以和我95岁的朋友列奥那多·阿伯拉罕呆上一天时间，看看他怎么玩赛车或者每天把爬楼梯作为日常体育锻炼的。他们都在和生命赛跑，而且乐此不疲，似乎永无尽头。

我已经决定为了我新出生的女儿赛捷，去开始追逐生命。她已经长大了不少，就在此时，她正看着我敲击键盘，创作这本书。为了她，我每天都开始为我的膳食作更为聪明的选择，并且控制我摄入的卡路里。我已经扔掉了我过去常服用的维生素片剂，而在我的饮食中添加更为营养可口的食物。事实上，我每天都要吃上7种不同颜色的食物。当然，我应当承认，其中有些有颜色的食物也包括了红葡萄酒和巧克力。我尽量每天都挖掘一些新的体育锻炼形式，尤其是身体上部的锻炼极为重要。我知道它将有助于我在未来的日子里远离呼吸道疾病，而且它已经帮助我重新恢复到大学时代的健壮体格。

不知怎么的，我的精神也在向更好的方面发展。一天工作结束，我也不像以往那样容易感到疲劳或者紧张。一部分原因是因为我懂得过度紧张是会缩短寿命的。还有一部分原因在于通过遵循这本书中所提到的建议，我相信我的寿命将会增加，而且在追逐生命的过程中我将获得成功。在这本书里，我已经向大家提供了你今天就可以做起来的建议，既简单又有效。你所读到的这些建议既很重要又很客观，它们最终一定会帮助你改善生活，延长寿命。

生命之永恒就在你的前方，有史以来我们第一次发现这是完全可以实现的梦想。通往永生的路途并不平坦，但对我和女儿赛捷而言，这还是值得尝试的。我相信你也这么认为。还有什么比这更重要的呢？

译后记

当本书的翻译工作接近尾声之际，美国新任总统奥巴马正向本书的作者桑贾伊·古普塔发出邀请，期望他担任新一届的公共卫生署长。这位全美知名的神经外科医生、CNN 医学记者，是否会应邀成为美国公共卫生事宜的代言人，尚属一个谜。而他的这本风靡全美、集现代预防医学之大成的专著，却即将呈现在国内的广大读者面前。

作为一本健康类科普书籍，自然会涉及许多医学、药学、生物学等方面的专业名词，这就要求我们在翻译时，不仅须准确无误地把握原著的科学思想，还必须使书中的成百上千个专业名词能与目前国内的通用译法统一起来，这样才能成为国内众多的读者所理解、所接受。

在本书的翻译过程中，承蒙苏州大学外国语学院王德春女士的鼎力相助，才使我们的译稿不致于太过业余。她不仅经常与我们共同商讨原著中的一些比较深奥难懂的专业医学理论，还对译稿中的许多地方进行了润色。如今我们看到的这本既能如实反映原著的科学思想，语句又浅显易懂的译作，在很大程度上得益于王女士的帮助。因此，在本书即将付梓之际，谨向这些日子以来给予我们帮助的王德春女士表示感谢！

另外，曾在美国游学 12 年的澳大利亚昆士兰科技大学退休教授 Alztair & Pam Boag 夫妇在苏州大学任教期间，对本书原文的理解和相关背景给予译者有益的指点。在此一并表示感谢。

叶建敏　孙秉忠

2009 年 7 月